CHINA DIRECTORY OF MEDICAL SCHOOLS

中国医学院校指南

（2018—2019）

主　编　林　雷　楼永良

副主编　陈蓉蓉　王世泽　沈又纲　陈素云

编著者　（按姓氏笔画排序）

王世泽　叶　紫　朱雪波　杨　锋

吴爱民　沈又纲　张海智　陈素云

陈蓉蓉　陈　彦　林　雷　孟　军

周德锋　郑节霞　黄贺达　温建明

楼永良

科学出版社

北　京

内 容 简 介

本书以“开设临床医学或中医学（含民族医学）本科专业的高等教育机构”来设定中国医学院校的主体，并选取学校沿革、校址、网址、学科专业设置、年度毕业生数、专业认证情况、附属医院、教学成果奖获奖项目等观测点，对内地（大陆）208 所和港澳台地区 17 所高等院校的医科进行逐一介绍，同时收录了与高等医学教育有关的大量其他数据，在一定程度上反映了我国高等医学教育的全貌。

本书对广大医学教育、卫生科教管理工作者和有志于学医的青年学生，都有一定的参考价值。

图书在版编目(CIP)数据

中国医学院校指南，2018—2019 / 林雷，楼永良编. —北京：科学出版社，2019.6

ISBN 978-7-03-061489-6

Ⅰ. ①中… Ⅱ. ①林… ②楼… Ⅲ. ①医学院校–中国–指南–2018—2019 Ⅳ. ①R-4

中国版本图书馆 CIP 数据核字(2019)第 110501 号

责任编辑：李 植 胡治国 / 责任校对：郭瑞芝
责任印制：徐晓晨 / 封面设计：范 唯

科学出版社 出版
北京东黄城根北街 16 号
邮政编码: 100717
http://www.sciencep.com

北京虎彩文化传播有限公司 印刷

科学出版社发行 各地新华书店经销

*

2019 年 6 月第 一 版 开本：720×1000 B5
2019 年 6 月第一次印刷 印张：14
字数：265 000

定价：88.00 元

（如有印装质量问题，我社负责调换）

2016年初版序言

健康所系，性命相托。医学教育承担着维护健康和培养人才的双重使命，历来受到人们的广泛重视。在我国全面建成小康社会的关键期,《国民经济和社会发展第十三个五年规划纲要》提出了“推进建设健康中国”的新目标，并将其纳入国家整体发展战略。在这一战略实施过程中，高等医学院校将发挥重要作用。

我国医学院校的发展走过比较曲折的历程。晚清和民国时期，是医学院校的初创阶段，办学模式主要受欧美国家和日本的影响；新中国成立后，借鉴苏联模式，医学院校进行了较大的调整；“大跃进”时期，医学院校经历了三年的过热发展，不过很快得到了控制并重回正轨；“文化大革命”期间，医学院校遭到严重破坏；从1980年起，通过将中专升格为大专，将大专升格为本科，中国高等医学院校迎来了一个增长高峰。

20世纪末以来，伴随着我国高等教育的大发展，高等医学教育也取得了新的显著成绩。在“共建、调整、合作、合并”的八字方针指导下，高等医学教育的格局有了深刻的变化：办学主体更加多元、教育投入大幅增加、教育规模扩大、办学层次提升，教育质量保障体系更加健全。但也不可否认，当前我国医学教育体系复杂，在许多方面有待理顺和完善；迫切需要做全面梳理和分析，进一步优化结构与布局。要做到这一点，首先要对目前高等医学院校的分布和高等医学教育的开展情况有全面的掌握。

温州医科大学的医学教育管理与研究团队，长期关注我国高等医学教育的发展，积累了大量的资料并做了比较系统的梳理。现在，他们在多年资料整理的基础上，编著了这本《中国医学院校指南》。这本书以“开设临床医学或中医学（含民族医学）本科专业的高等教育机构”来设定医学院校的主体，同时兼顾高职高专，这样的选择既符合国际惯例，又体现中国国情，是作者深思熟虑的结果。作者还选择反映医学院校办学状态和水平的几个关键观测点，逐一介绍各校的概况，读者可以很方便地作横向比较。我觉得本书是对中国医学院校作精准界定，并用数据来直观、全面地反映我国高等医学教育现状的很好的尝试，这本书对于医学教育管理工作者和广大有志于学医的青年学生都有一定的参考价值。衷心希望本书成为了解我国高等医学教育全貌的一个窗口。

温州医科大学校长　吕　帆

2016年7月

前　言

医教协同，是我国当前医学教育改革与发展的关键。准确把握医疗卫生事业人力需求与医学教育事业人才供给情况，是实现医教协同的基础性工作。从供给侧来看，当前有一个看似简单而又没有一致说法的问题，那就是：中国目前有多少所医学院校？这个问题也是本书首先需要解决的。

1984 年，我国先后出版了两部全面反映中华人民共和国成立后教育工作和医药卫生工作的资料性工具书。前者是中国大百科全书出版社出版的《中国教育年鉴 1949—1981》，该书由时任教育部党组成员、中国教育学会副会长张健主编，该书的“全日制高等教育”部分附录了 1981 年全国高等医药院校名单及分校招生计划。后者是人民卫生出版社出版的《中国卫生年鉴 1983》，该书由时任卫生部部长崔月犁任编辑委员会主任委员，该书附录有全国高等医药院校名录（截至 1982 年年底）。这两部年鉴可视为中华人民共和国成立后首次以权威渠道公布全国医药院校名单的重要文献。

《中国教育年鉴 1949—1981》中的“1981 年全国高等医药院校名单”收录 116 所学校，《中国卫生年鉴 1983》中的“全国高等医药院校名录”收录 118 所学校。两者是基本一致的，细节不同之处在于后者增加了 1982 年新建的大理医学院和筹建中的河北中医学院，另有个别学校在 1981～1982 年更名。1982 年的 118 所学校，如不计南京药学院和沈阳药学院（现为中国药科大学和沈阳药科大学），其余 116 所医学院校中，有 71 所设置医学本科专业的学校（独立建制的西医院校 67 所，以及暨南大学、吉首大学、西北民族学院、西藏民族学院内设的医学院系）、22 所医学专科学校及 23 所中医学院。

1988 年，世界卫生组织出版了《世界医学院校名录》（第 6 版），反映 1983～1984 学年度全球医学院校分布情况，收录中国 114 所医学院校（台湾省的资料暂缺），与上述 116 所院校相比，统计口径完全一致，只是少了当时已经撤销的西藏医学院和吉首大学医学系。

通过相互对照和验证，我们可以确认上述三份名单的准确性和权威性。然而，20 世纪 90 年代以来，国内没有再看到这样的名单。《世界医学院校名录》虽然持续更新[①]，但仍难以跟上中国高等医学教育的快速发展变化。为此，本书首先参照上述三份名单的统计口径，结合我国医学教育改革发展的现状，整理目前的中国医学院校名单。

《世界医学院校名录》对医学院校的定义是：an educational institution that provides a complete or full program of instruction leading to a basic medical qualification; that is, a qualification that permits the holder to obtain a license to practice as a

① 《世界医学院校名录》在 2000 年的第七版（纸质版）之后，以网络版形式更新。

medical doctor or physician.[①] 根据这一定义，对照 1984 年两部年鉴所公布的高等医药院校名单，结合我国现行的医师资格考试报名资格规定及本科和高等职业教育（专科）专业目录，本书将当前中国医学院校的统计口径界定为：开设临床医学或中医学（含民族医学）本科专业、临床医学类高职（专科）专业的高等教育机构（港澳台地区，则只收录本科层次院校）。考虑到我国当前"'5+3'为主体、'3+2'为补充的临床医学人才培养体系"的政策方针，本书在篇幅安排方面，也以本科医学院校为主体。

在确定当前中国医学院校名单的基础上，我们还根据高等医学教育的特点，结合目前所能搜集到的各类公开的官方资料，介绍各医学院校的基本情况，以期在有限篇幅内、在一定程度上展示各校的历史与现实、规模与结构、优势与特色；在格式上力求整齐划一，便于读者作横向比较。

由于我们水平有限，再加上书中资料和数据均由手工采集和整理，难免有不妥之处，恳切希望读者批评指正，帮助我们把"中国医学院校指南系列书"编得更好，并为医教协同工作的推进发挥有益的作用。

本书在 2016 年以来的编写出版过程中，得到温州医科大学党委书记、教育部临床医学专业教学指导委员会副主任吕帆教授，国务院学位委员会学科评议组成员、温州医科大学瞿佳教授，温州医科大学副校长曹建明教授，北京大学医学部副主任、全国医学教育发展中心常务副主任王维民教授以及科学出版社的大力支持；温州医科大学高等教育研究所周健民所长、党委宣传部汪军洪部长、教务处叶发青处长、基础医学院党委陈明龙书记，以及张华杰教授、王公望研究员、余清教授、医学科普作家慕景强博士给予了多方帮助，在此表示衷心的感谢！

编著者

2019 年 1 月

---

①详见 https://www.wdoms.org/about。

说　明

一、本书所谓“医学院校”，主要是指开设临床医学或中医学（含民族医学）本科专业的高等教育机构。同时，本书附录开办临床医学类高职教育的高校名单。

二、当前，我国综合性或多学科性大学中的医学教育，多数由一个学院或学部统筹管理，在本书中直接称“××大学医学院(部)”或“××学院医学院(部)”；也有少数高校，其医学教育分散于若干平行的教学单位，在本书中则以“××大学（医科)”或“××学院（医科)”表示。

三、正文中各校医学类本科专业设置根据教育部高等教育司编的《中国普通高等学校本科专业设置大全（2009 年版)》(首都师范大学出版社）及 2010 年以来教育部网站公布的本科专业设置审批结果整理。长学制专业在专业名称后加括号说明，未说明的均为 4～5 年基本学制。专业名称前标☆者是国家级特色专业建设点。医学类专业毕业生数主要根据各校公布的毕业生就业质量年度报告、本科教学质量年度报告整理，同时参考了其他一些官方公开资料；该数据不含成人教育学生，也不含港澳台学生和外国留学生。为突出重点，本书仅列举各校医学门类本科总毕业生数以及临床医学、中医学（民族医学）专业毕业生数。

四、正文中各校“医学类博士/硕士学位授权一级学科”根据国务院学位委员会办公室编的《中国学位授予单位名册(2006 年版)》(高等教育出版社）及 2010 年以来公布的学位授权审核和动态调整结果整理。所列一级学科名称，加下划线者仅有硕士学位授予权，其余学科有博士和硕士学位授予权。

五、各校直属附属医院名称前标▲者是国家级住院医师规范化培训基地，根据国家卫生行政部门公布的住院医师规范化培训基地名单整理。

六、各医学院校历史沿革，主要根据学校官网有关信息及教育部发展规划司编的《中国高等学校大全（2015 年版)》编辑整理，同时参考了有关学校编写出版的校史资料。

七、“近两届国家级教学成果奖获奖项目”根据教育部公布的 2014 年、2018 年国家级教学成果奖获奖项目名单整理，只列相关院校作为第一完成单位的成果。

八、正文中院校名称以楷体印刷的，是独立学院。

九、台湾省的医学院校的资料主要根据台湾省教育管理部门 2018 年编印的最新一期《大专院校一览表》整理。

十、本书数据和资料，如无特殊说明，截至 2018 年 12 月 31 日。

十一、本书作者已在“中国医学教育信息网”（www.cnmedical-edu.com）开辟专区，及时反映各医学院校的最新基本信息，扫描本书封底二维码可链接该专区网址。

编著者

2018 年 12 月

目　录

内地（大陆）医学院校

港澳台地区医学院校

附　录

内地（大陆）医学院校

概　述

截至2018年年底，中国内地（大陆）共有本科层次医学院校208所（含34所独立学院），其中185所学校（含27所独立学院）开设了临床医学本科（含长学制）专业，66所学校（含10所独立学院）开设了中医学（含民族医学）本科专业。此外，有127所普通高校开设专科层次的临床医学类高等职业教育专业。

根据教育部2012年颁布的《普通高等学校本科专业目录》及此后历年专业设置审批结果，目前医学门类下设11个专业类、54种专业（其中基本专业26种、特设专业28种）。临床医学类、口腔医学类、中医学类、中西医结合类、法医学类专业的基本学制是5年，授予医学学士学位；药学类、中药学类、医学技术类、护理学类专业的基本学制一般是4年，一般授予理学学士学位；基础医学类、公共卫生与预防医学类则区别不同专业授予医学或理学学士学位。2017年，全国普通高等教育临床医学专业毕业本科生8万人，中医学（含民族医学）专业毕业本科生1.7万人（不含港澳台学生和外国留学生）。

208所医学院校中，有85所学校培养医学类博士研究生，143所学校培养医学类硕士研究生，授予的学位分学术学位和专业学位两类，前者的培养目标侧重于理论和学术研究方面，后者则以培养适应特定职业或岗位工作需要的应用性、复合型高层次人才为目标。授予学术学位的研究生培养一级学科有基础医学、临床医学、口腔医学、公共卫生与预防医学、中医学、中西医结合、药学、中药学、特种医学、医学技术、护理学11个。授予专业学位的研究生按以下7个专业学位类别来培养：临床医学、口腔医学、公共卫生、护理、药学、中药学、中医。

近年来，我国毕业后医学教育取得重要进展。2013年12月，国家卫生和计划生育委员会等7部委联合颁布《关于建立住院医师规范化培训制度的指导意见》。2015年，全国各省（区市）全面启动住院医师规范化培训，即医学类专业本科及以上学历层次学生在毕业后，以住院医师身份接受系统、规范化培训。我国原来有42所高校开展七年制临床医学教育（含中医学、口腔医学、眼视光医学），从2015年起，这类七年制教育转入“5+3”一体化医学教育，即五年制本科阶段合格者直接进入本校与住院医师规范化培训有机衔接的3年临床医学硕士专业学位研究生教育阶段。此后，教育部又增补了一批开展“5+3”一体化医学教育的院校。目前，全国有 860 家住院医师规范化培训基地，其中 257 家是高等学校的直属附属医院。除独立学院外的 174 所医学院校中，有 133 所学校拥有作为住院医师规范化培训基地的直属附属医院。

2017 年 7 月，《国务院办公厅关于深化医教协同进一步推进医学教育改革与发展的意见》提出，到 2020 年，我国要基本建立以“5+3”（5 年临床医学本科教育+3 年住院医师规范化培训或 3 年临床医学硕士专业学位研究生教育）为主体、“3+2”（3 年临床医学专科教育+2 年助理全科医生培训）为补充的临床医学人才培养体系。同时，部分医学院校积极探索医学拔尖创新人才培养模式。目前，我国有 14 所高校经国务院学位委员会批准举办本博连读八年制临床医学教育，6 所高校举办九年制中医学教育。

我国于 1998 年颁布《执业医师法》，规定国家实行医师资格考试制度。医师资格考试分为执业医师资格考试和执业助理医师资格考试，考试类别分为临床、中医（包括中医、民族医、中西医结合）、口腔、公共卫生四类。卫生技术人员需要通过医师资格考试，获得国务院卫生行政部门统一颁发的执业医师资格证书或执业助理医师资格证书，才具有独立从事医疗活动的资格。

为加强对医学教育办学质量的宏观管理，我国积极推进建立起与国际实质等效、具有中国特色的医学教育专业认证制度。2006 年以来，已有 105 所高等医学院校的 161 个本科专业点通过了教育部临床医学专业认证工作委员会或教育部委托相关教学指导委员会组织的临床医学、中医学、口腔医学、护理学、药学、中药学专业认证。

北 京 市

北京大学医学部[1]

成立时间： 1912 年

所在地： 北京市海淀区

医学类本科专业及年度毕业生数： 基础医学（八年制）、☆临床医学、临床医学（八年制）、☆口腔医学、口腔医学（八年制）、☆预防医学（七年制）、☆药学（六年制）、医学检验技术、医学实验技术、口腔医学技术、护理学。2017 年授予学位的医学类专业本科毕业生 671 人，其中临床医学专业 216 人。

通过认证的专业及首次认证时间： 临床医学（2013 年）

医学类博士/硕士学位授权一级学科： 基础医学、临床医学、口腔医学、公共卫生与预防医学、中西医结合、药学、医学技术、护理学

专业学位类别： 临床医学博士/硕士、口腔医学博士/硕士、公共卫生硕士、护理硕士、药学硕士

直属附属医院： ▲北京大学第一医院、▲北京大学人民医院、▲北京大学第三医院、▲北京大学口腔医院、▲北京大学肿瘤医院[2]、▲北京大学第六医院

历史沿革： 1912 年 10 月 26 日，国立北京医学专门学校成立；1946 年 7 月并入北京大学，成为北京大学医学院；1952 年独立建院，命名为北京医学院；1985 年 5 月更名为北京医科大学；2000 年 4 月 3 日，与北京大学合并，北京医科大学成为北京大学医学部。

近两届国家级教学成果奖获奖项目：

"德育为先　能力为重"　推进临床实践教学综合改革（2014 年，一等奖）

我国本科医学教育标准的修订及临床医学专业认证制度的实施与完善（2018 年，一等奖）

网址： http：//www.bjmu.edu.cn

北京协和医学院[3]

成立时间： 1917 年

---

①北京大学是"世界一流大学建设高校"。

②北京大学肿瘤医院由北京大学与北京市双重管理。

③北京协和医学院是"世界一流学科建设高校"。

所在地：北京市东城区

医学类本科专业及年度毕业生数：☆临床医学（八年制）[①]、药学、☆护理学。2017年毕业医学类专业本科生157人，其中临床医学专业98人。

通过认证的专业及首次认证时间：（暂无）

医学类博士/硕士学位授权一级学科：基础医学、临床医学、口腔医学、公共卫生与预防医学、中西医结合、药学、中药学、医学技术、护理学

专业学位类别：临床医学博士/硕士、口腔医学硕士、公共卫生硕士、护理硕士、药学硕士

直属附属医院：▲中国医学科学院北京协和医院、中国医学科学院阜外心血管病医院、▲中国医学科学院肿瘤医院、中国医学科学院整形外科医院、中国医学科学院血液病医院、中国医学科学院皮肤病医院

历史沿革：学校前身是西方国家六个教会团体联合创办的北京协和医学堂，1915年由美国洛克菲勒基金会在中国成立的驻华医社接办，改组并更名为私立北京协和医学院；1917年，该校医学预科开学；1919年，本科开始；1929年，更名为私立北平协和医学院；1949年9月改称北京协和医学院；1951年由教育部、卫生部接管，更名为中国协和医学院；1957年并入中国医学科学院，学校停办；1959年在原协和医学院的基础上成立了中国医科大学；1979年8月更名为中国首都医科大学；1985年更名为中国协和医科大学。2002年，教育部和卫生部签署了清华大学和中国协和医科大学共建“清华大学北京协和医学院”的协议；2003年，两校开始医学本科联合招生。2006年9月，北京协和医学院与清华大学实行紧密合作办学，可同时使用“北京协和医学院-清华大学医学部”作为第二名称，学校仍为独立法人单位。

近两届国家级教学成果奖获奖项目：

全方位多途径开展职业素养教育，培育卓越医学人才（2018年，一等奖）

网址：http：//www.pumc.edu.cn

北京中医药大学[②]

成立时间：1956年

---

①就读北京协和医学院临床医学专业有四种途径。一是高考报考：应在高考报名时填报清华大学，学校专业中“临床医学”即为协和临床医学（八年制）。二是自主招生：有各类特长及创新潜质的优秀高中毕业生可以申请清华大学的自主招生，获得临床医学专业自主认定的考生，只要考入清华大学，就能进入临床学习。三是二次招生：清华大学录取的新生中，有少数同学可以通过报名及面试，二次择优选拔录取。自主招生和二次招生的生源地不受招生计划省份的限制。四是北京大学、清华大学、中国科技大学等高校的非医学专业学生完成三年本科学习后，经考试录取进入北京协和医学院为期5年的医学专业。（2019年，第四种途径将有所调整。）

②北京中医药大学是“世界一流学科建设高校”。

所在地： 北京市朝阳区

医学类本科专业及年度毕业生数： ☆中医学、☆针灸推拿学、中医学（5+3）、药学、☆中药学、中药制药、药事管理、康复治疗学、护理学。2017年毕业医学类专业本科生843人，其中中医学专业407人。

通过认证的专业及首次认证时间： 中药学（2018年）

医学类博士/硕士学位授权一级学科： 中医学、中西医结合、药学、中药学、护理学

专业学位类别： 护理硕士、中药学硕士、中医博士/硕士

直属附属医院： ▲北京中医药大学东直门医院、▲北京中医药大学东方医院、▲北京中医药大学第三附属医院

历史沿革： 北京中医药大学创建于1956年，原名北京中医学院；1960年，被确定为全国重点大学；1993年，更名为北京中医药大学；2000年，与北京针灸骨伤学院合并组成新的北京中医药大学。

近两届国家级教学成果奖获奖项目：

"院校教育与传统教育"相结合的中医人才培养新模式的研究与实践（2014年，二等奖）

北京中医药大学中医拔尖创新人才培养实践探索25年（2018年，二等奖）

网址： http：//www.bucm.edu.cn

首都医科大学[①]

成立时间： 1960年

所在地： 北京市丰台区

医学类本科专业及年度毕业生数： 基础医学、☆临床医学、精神医学、儿科学、临床医学（5+3）、☆口腔医学、口腔医学（5+3）、☆预防医学、☆中医学、☆药学、临床药学、中药学、医学检验技术、医学实验技术、医学影像技术、康复治疗学、听力与言语康复学、☆护理学。2017年毕业医学类专业本科生697人，其中临床医学专业243人，中医学专业39人。

通过认证的专业及首次认证时间： 临床医学（2014年）

医学类博士/硕士学位授权一级学科： 基础医学、临床医学、口腔医学、公共卫生与预防医学、中医学、中西医结合、药学、中药学、护理学

专业学位类别： 临床医学博士/硕士、口腔医学博士/硕士、公共卫生硕士、护理硕士、药学硕士、中药学硕士、中医博士/硕士

直属附属医院： ▲首都医科大学宣武医院

---

①首都医科大学是北京市人民政府、国家卫生健康委员会和教育部共建的医学院校。

历史沿革：首都医科大学创建于1960年9月12日，原名北京第二医学院；1985年更名为首都医学院；1994年2月经教育部批准，更名为首都医科大学。2001年，北京联合大学中医药学院、北京医学高等专科学校和北京职工医学院并入首都医科大学。

近两届国家级教学成果奖获奖项目：

整合临床学科，转变培养理念，实施医学创新人才培养的研究与实践（2014年，二等奖）

临床医学专业七年制转为“5+3”培养模式改革与实践（2018年，二等奖）

网址：http：//www.ccmu.edu.cn

清华大学（医科）①

成立时间：2001年

所在地：北京市海淀区

医学类本科专业：临床医学（八年制）②、临床医学（医学实验班）③、药学。

通过认证的专业及首次认证时间：（暂无）

医学类博士/硕士学位授权一级学科：基础医学、临床医学、药学

专业学位类别：临床医学硕士、公共卫生硕士

直属附属医院：▲北京清华长庚医院、清华大学第一附属医院（华信医院）、清华大学第二附属医院（玉泉医院）

历史沿革：清华大学医学院成立于2001年10月25日，首任院长是我国著名医学科学家、两院院士吴阶平先生。2009年开设“医学药学实验班”，2013年更名为“医学实验班”。2015年，清华大学在医学院药学系的基础上成立药学院。

近两届国家级教学成果奖获奖项目：（暂无）

网址：http：//www.tsinghua.edu.cn

---

①清华大学是“世界一流大学建设高校”。清华大学医科相关学院有医学院、药学院、生命科学学院。

②北京协和医学院自2003年起将临床医学专业纳入清华大学总招生计划，由两校共同完成招生录取工作。该专业医学预科阶段2.5年，在清华大学生命科学学院进行。

③该实验班以培养医师科学家为目标，学制8年，第四、五学年在国外进行生物医学科研训练。

天 津 市

天津医科大学[①]

成立时间：1951 年

所在地：天津市和平区

医学类本科专业及年度毕业生数：基础医学、☆临床医学、麻醉学、☆医学影像学、眼视光医学、临床医学（5+3）、口腔医学、口腔医学（5+3）、预防医学、☆药学、药物制剂、临床药学、☆医学检验技术[②]、医学影像技术、眼视光学、康复治疗学、☆护理学。2017 年毕业医学类专业本科生 1064 人，其中临床医学专业 166 人。

通过认证的专业及首次认证时间：临床医学（2014 年），口腔医学（2013 年）、护理学（2012 年）

医学类博士/硕士学位授权一级学科：基础医学、临床医学、口腔医学、公共卫生与预防医学、中西医结合、药学、医学技术、护理学

专业学位类别：临床医学博士/硕士、口腔医学博士/硕士、公共卫生硕士、护理硕士、药学硕士

直属附属医院：▲天津医科大学总医院、▲天津医科大学第二医院、▲天津医科大学肿瘤医院、▲天津医科大学口腔医院、天津医科大学代谢病医院、▲天津医科大学眼科医院

历史沿革：天津医科大学的前身天津医学院创建于 1951 年，是中华人民共和国成立后政务院批准新建的第一所高等医学院校。1994 年，天津医学院与天津第二医学院合并组建天津医科大学。

近两届国家级教学成果奖获奖项目：

本科助产紧缺人才培养模式建立的探索与实践（2014 年，二等奖）

依托学科优势的医学影像技术人才培养体系构建与实践（2018 年，二等奖）

适应新形势预防医学实践教学体系的构建及应用（2018 年，二等奖）

网址：http：//www.tmu.edu.cn

---

①天津医科大学是“世界一流学科建设”高校，是天津市人民政府、国家卫生健康委员会和教育部共建的医学院校。

②该专业被批准为国家级特色专业建设点时，是 5 年制“医学检验”专业，现根据教育部 2012 年公布的《普通高等学校本科专业目录新旧专业对照表》，改为“医学检验技术”。下同。

南开大学（医科）①

成立时间：1993 年

所在地：天津市南开区

医学类本科专业及年度毕业生数：临床医学、临床医学（5+3）、口腔医学、药学。2017 年毕业医学类专业本科生 208 人，其中临床医学专业 128 人。

通过认证的专业及首次认证时间：（暂无）

医学类博士/硕士学位授权一级学科：基础医学、临床医学、口腔医学、药学

专业学位类别：临床医学硕士、口腔医学硕士

直属附属医院：南开大学附属医院（天津市第四医院）

历史沿革：南开大学医学院于 1988 年筹办，1989 年招生，1993 年经国家教育委员会批准正式成立医学院并设立七年制临床医学专业。2007 年，南开大学成立药学院。

近两届国家级教学成果奖获奖项目：（暂无）

网址：http：//www.nankai.edu.cn

天津中医药大学②

成立时间：1958 年

所在地：天津市静海区

医学类本科专业及年度毕业生数：食品卫生与营养学、☆中医学、☆针灸推拿学、中医学（5+3）、中西医临床医学、药学、药物制剂、临床药学、☆中药学、中药资源与开发、中药制药、医学检验技术、医学实验技术、医学影像技术、康复治疗学、护理学。2017 年毕业医学类专业本科生 1335 人，其中中医学专业 455 人。

通过认证的专业及首次认证时间：中药学（2014 年）

医学类博士/硕士学位授权一级学科：中医学、中西医结合、药学、中药学、护理学

专业学位类别：护理硕士、中药学硕士、中医博士/硕士

直属附属医院：▲天津中医药大学第一附属医院、▲天津中医药大学第二附属医院、天津中医药大学附属保康医院

历史沿革：1958 年，天津市中医学校、天津市中医进修学校、中医研究班、中医医院四个单位合并成立天津中医学院；1962 年，学院迁至河北；1970 年并入河北医学院；1978 年，天津市人民政府批准恢复重建天津中医学院；2006 年更名

---

①南开大学是“世界一流大学建设高校”。南开大学医科相关学院有医学院、药学院。

②天津中医药大学是“世界一流学科建设高校”。

为天津中医药大学。

近两届国家级教学成果奖获奖项目：

中医药大学生发展能力培育体系的建设与实践（2014 年，二等奖）

以标准引领全球中医药教育——中医药教育标准的创建与实践（2018 年，一等奖）

网址：http：//news13.tjutcm.edu.cn/c2015.htm

天津医科大学临床医学院

天津医科大学临床医学院于 2002 年经天津市教育委员会批准成立，2004 年教育部确认其为本科层次的独立学院。目前设置的医学类本科专业有临床医学、口腔医学、药学、医学检验技术、医学影像技术、眼视光学、康复治疗学、护理学。2017 年毕业医学类专业本科生 1151 人，其中临床医学专业 482 人。学院位于天津市滨海新区，网址是 http：//www.tmucmc.edu.cn。

河 北 省

河北医科大学[1]

成立时间：1894 年

所在地：河北省石家庄市

医学类本科专业及年度毕业生数：基础医学、☆临床医学、麻醉学、医学影像学、眼视光医学、精神医学、儿科学、临床医学（5+3）、☆口腔医学、☆预防医学、食品卫生与营养学、妇幼保健医学、中西医临床医学、☆药学、药物制剂、临床药学、药物分析、药物化学、法医学、医学检验技术、医学影像技术、康复治疗学、卫生检验与检疫、护理学、助产学。2017 年毕业医学类专业本科生 2033 人，其中临床医学专业 750 人。

通过认证的专业及首次认证时间：临床医学（2017 年）

医学类博士/硕士学位授权一级学科：基础医学、临床医学、口腔医学、公共卫生与预防医学、中西医结合、药学、医学技术、护理学

专业学位类别：临床医学博士/硕士、口腔医学硕士、公共卫生硕士、药学硕士

直属附属医院：河北医科大学第一医院、▲河北医科大学第二医院、▲河北医科大学第三医院、▲河北医科大学第四医院、河北医科大学口腔医院

历史沿革：1894 年，直隶总督李鸿章在天津创办北洋医学堂；1910 年更名为北洋海军医学堂；1913 年更名为直隶医学专门学校，1915 年迁往保定[2]。1921 年，直隶医学专门学校并入河北大学。1932 年，河北大学停办，该校医科独立建院，始称河北省立医学院；1949 年 4 月更名为河北医学院；1958 年由保定迁至石家庄。1995 年河北医学院、河北中医学院、石家庄医学高等专科学校三校合并，组建河北医科大学。2009 年 11 月，原石家庄卫生学校并入河北医科大学。2013 年 4 月，河北省政府决定恢复独立建制的河北中医学院，河北中医学院从河北医科大学分离。

近两届国家级教学成果奖获奖项目：

临床医学专业课程改革与卓越医生培养模式的设计与实践（2018 年，二等奖）

网址：http：//www.hebmu.edu.cn

---

①河北医科大学是河北省人民政府、国家卫生健康委员会和教育部共建的医学院校。

②张绍祖主编的《近化天津教育图志》（天津古籍出版社 2013 年版）记载：1915 年 9 月，直隶省利用停止招生的直隶高等师范学校部分经费和校舍，在保定重新建立了独立的直隶公立医学专门学校。同年 10 月，原校址收归海军部管辖，改为海军军医学校。备考。

河北中医学院

成立时间：1958 年

所在地：河北省石家庄市

医学类本科专业及年度毕业生数：☆中医学、针灸推拿学、中医学（5+3）、中西医临床医学、药学、中药学、中药资源与开发、中草药栽培与鉴定、医学检验技术、医学影像技术、康复治疗学、口腔医学技术、护理学。2017 年毕业医学类专业本科生 356 人，其中中医学专业 19 人。

通过认证的专业及首次认证时间：（暂无）

医学类博士/硕士学位授权一级学科：中医学、中西医结合、中药学

专业学位类别：护理硕士、中药学硕士、中医博士/硕士

直属附属医院：▲河北省中医院

历史沿革：1956 年，经河北省人民政府批准，在保定市兴建河北省中医专科学校；1958 年河北省中医进修学校并入，定名为河北中医学院；1962 年迁至天津，与天津中医学院合并；1969 年迁至石家庄，与河北医学院合并组建为河北新医大学；1983 年，河北中医学院恢复独立建制；1995 年与河北医学院、石家庄高等医学专科学校合并组建为河北医科大学；2013 年 4 月经教育部批准恢复独立建制。

近两届国家级教学成果奖获奖项目：（暂无）

网址：http：//www.hebcm.edu.cn

承德医学院

成立时间：1945 年

所在地：河北省承德市

医学类本科专业及年度毕业生数：☆临床医学、麻醉学、医学影像学、中医学、针灸推拿学、中西医临床医学、中药学、康复治疗学、☆护理学。2017 年毕业医学类专业本科生 1675 人，其中临床医学专业 647 人，中医学专业 46 人。

通过认证的专业及首次认证时间：临床医学（2013 年）

医学类博士/硕士学位授权一级学科：基础医学、临床医学、中药学

专业学位类别：临床医学硕士、护理硕士、中药学硕士、中医硕士

直属附属医院：▲承德医学院附属医院

历史沿革：承德医学院的前身是 1945 年成立的冀东军区卫生干部学校；1948 年 1 月更名为中国医科大学冀察热辽分校，简称医大四分校；1949 年 5 月，学校入驻热河省省会——承德，更名为热河医学院；1958 年改建为承德医学专科学校；1982 年升格为本科院校，更名为承德医学院。

近两届国家级教学成果奖获奖项目：（暂无）

网址：http：//www.cdmc.edu.cn

河北北方学院（医科）[①]

成立时间：1945 年

所在地：河北省张家口市

医学类本科专业及年度毕业生数：临床医学、麻醉学、医学影像学、口腔医学、中医学、针灸推拿学、中西医临床医学、☆药学、药物制剂、中药学、法医学、医学检验技术、康复治疗学、卫生检验与检疫、护理学。2017 年毕业医学类专业本科生 2162 人，其中临床医学专业 637 人，中医学专业 76 人。

通过认证的专业及首次认证时间：（暂无）

医学类博士/硕士学位授权一级学科：基础医学、临床医学、药学

专业学位类别：临床医学硕士、中医硕士

直属附属医院：河北北方学院附属第一医院、河北北方学院附属第二医院

历史沿革：1945 年，晋察冀白求恩卫生学校成立，曾先后易名为华北军区医科大学张家口三分校（1949 年 4～10 月），察哈尔省立医科专门学校（1949 年 10 月至 1953 年 1 月），华北医士学校（1953 年 1～7 月），张家口医士学校（1953 年 7 月至 1958 年 7 月），张家口医学院（1958 年 7 月至 1959 年 8 月），张家口医学专科学校（1959 年 8 月至 1982 年 12 月）；1982 年 12 月经教育部批准升格为本科院校，定名为张家口医学院。2003 年 9 月，张家口医学院、张家口师范专科学校和张家口农业高等专科学校合并组建河北北方学院。

近两届国家级教学成果奖获奖项目：（暂无）

网址：http：//www.hebeinu.edu.cn

华北理工大学（医科）[②]

成立时间：1926 年

所在地：河北省唐山市

医学类本科专业及年度毕业生数：☆临床医学、麻醉学、医学影像学、精神医学、口腔医学、☆预防医学、中医学、针灸推拿学、中西医临床医学、药学、药物制剂、中药学、医学检验技术、医学实验技术、☆康复治疗学、卫生检验与

---

①河北北方学院的医科相关院系有基础医学院、医学检验学院、中医学院、药学系及各临床医学院。

②华北理工大学的医科相关学院有基础医学院、临床医学院，公共卫生学院、护理与康复学院、中医学院、口腔医学院、药学院。

检疫、☆护理学。2017 年毕业医学类专业本科生 1084 人，其中临床医学专业 316 人，中医学专业 43 人。

通过认证的专业及首次认证时间：临床医学（2014 年）、中医学（2010 年）

医学类博士/硕士学位授权一级学科：基础医学、临床医学、公共卫生与预防医学、中医学、药学、护理学

专业学位类别：临床医学硕士、公共卫生硕士、护理硕士、药学硕士、中医硕士

直属附属医院：▲华北理工大学附属医院

历史沿革：华北理工大学医科的前身是开滦高级护士职业学校，创办于 1926 年 10 月；于 1958 年 9 月改建为开滦医学专科学校；1963 年经国务院批准成立唐山煤矿医学院，招收医学本科生；1971 年 11 月更名为河北医学院；1984 年 9 月更名为华北煤炭医学院。2010 年 5 月，河北理工大学与华北煤炭医学院合并组建河北联合大学；2015 年，更名为华北理工大学。

近两届国家级教学成果奖获奖项目：（暂无）

网址：http：//www.ncst.edu.cn

河北大学医学部

成立时间：1949 年

所在地：河北省保定市

医学类本科专业及年度毕业生数：临床医学、口腔医学、预防医学、中医学、药学、药物制剂、中药学、医学影像技术、卫生检验与检疫、护理学。2017 年毕业医学类专业本科生 717 人，其中临床医学专业 202 人，中医学专业 47 人。

通过认证的专业及首次认证时间：（暂无）

医学类博士/硕士学位授权一级学科：基础医学、临床医学、公共卫生与预防医学、中西医结合、药学、护理学

专业学位类别：临床医学硕士、公共卫生硕士、药学硕士、中医硕士

直属附属医院：▲河北大学附属医院

历史沿革：1949 年，平原省立医科学校成立；1958 年改建为保定医学院；后来相继改为保定医学专科学校（1959 年）、河北省卫生学校（1981 年）、河北省职工医学院（1983 年）。2005 年，河北省职工医学院并入河北大学，成立河北大学医学部。

近两届国家级教学成果奖获奖项目：（暂无）

网址：http：//yxb.hbu.cn

河北工程大学医学部

成立时间： 1958 年

所在地： 河北省邯郸市

医学类本科专业及年度毕业生数： 临床医学、医学检验技术、医学影像技术、康复治疗学、护理学。2017 年毕业医学类专业本科生 445 人，其中临床医学专业 262 人。

通过认证的专业及首次认证时间：（暂无）

医学类博士/硕士学位授权一级学科：（暂无）

专业学位类别： 临床医学硕士

直属附属医院： 河北工程大学附属医院

历史沿革： 河北工程大学医学部的前身是成立于 1958 年的邯郸医学专科学校（由河北省石家庄医士学校迁邯郸后与邯郸卫生学校合并组成），后又历经邯郸地区卫生学校（1962～1975 年）、河北新医大学邯郸分校（1975～1979 年）、河北医学院邯郸分院（1979～1992 年）、邯郸医学高等专科学校（1992～2003 年）等办学时期。2003 年 4 月，与河北建筑科技学院、华北水利水电学院（邯郸分部）、邯郸农业高等专科学校合并为河北工程学院。2006 年 2 月，河北工程学院更名为河北工程大学。2016 年，河北工程大学成立医学部。

近两届国家级教学成果奖获奖项目：（暂无）

网址： http：//yixue.hebeu.edu.cn

北京中医药大学东方学院

北京中医药大学东方学院 2005 年由教育部批准建立，由河北省教育厅主管。目前设置的医学类本科专业有中医学、针灸推拿学、中西医临床医学、中药学、中药制药、中草药栽培与鉴定、医学检验技术、护理学。2017 年毕业医学类专业本科生 2612 人，其中中医学专业 1485 人。学院位于河北省廊坊市，网址是 http：//www.bucmdf.edu.cn。

河北医科大学临床学院

河北医科大学临床学院 2001 年由河北省政府批准成立，2004 年被教育部确认为独立学院。目前设置的医学类本科专业有临床医学、麻醉学、口腔医学、中西医临床医学、医学检验技术、医学影像技术、护理学。2017 年毕业医学类专业本科生 2340 人，其中临床医学专业 1424 人。学院位于河北省石家庄市，网址是 http：//lcxy.hebmu.edu.cn。

华北理工大学冀唐学院

华北理工大学冀唐学院的前身是 2001 年华北煤炭医学院举办的渤海分院。

2002 年，渤海分院更名为华北煤炭医学院冀唐分院。2004 年 1 月，经河北省教育厅同意并报请教育部批准，将校名规范为华北煤炭医学院冀唐学院（独立学院）。2010 年，华北煤炭医学院与河北理工大学合并成立河北联合大学。2015 年，河北联合大学更名为华北理工大学，学院更名为华北理工大学冀唐学院。目前设置的医学类本科专业有临床医学、医学影像学、口腔医学、中医学、药学、医学影像技术、护理学。2017 年毕业医学类专业本科生 1918 人，其中临床医学专业 587 人、中医学专业 211 人。学院位于河北省唐山市，网址是 http：//jtxy.ncst.edu.cn。

山 西 省

山西医科大学

成立时间： 1919 年

所在地： 山西省晋中市、太原市、汾阳市[①]

医学类本科专业及年度毕业生数： ☆临床医学、麻醉学、医学影像学、精神医学、儿科学、临床医学（5+3）、口腔医学、☆预防医学、☆药学、药物制剂、临床药学、中药学、☆法医学、医学检验技术、医学实验技术、医学影像技术、眼视光学、康复治疗学、卫生检验与检疫、☆护理学。2017 年校本部毕业医学类专业本科生 2303 人，其中临床医学专业 641 人；汾阳学院毕业医学类专业本科生 1207 人，其中临床医学专业 293 人。

通过认证的专业及首次认证时间： 临床医学（2017 年）

医学类博士/硕士学位授权一级学科： 基础医学、临床医学、口腔医学、公共卫生与预防医学、药学、中药学、特种医学、护理学

专业学位类别： 临床医学博士/硕士、口腔医学硕士、公共卫生硕士、护理硕士、药学硕士

直属附属医院： ▲山西医科大学第一医院、▲山西医科大学第二医院、山西医科大学口腔医院、山西医科大学汾阳医院、山西医科大学第六医院（太钢总医院）、山西医科大学临汾医院、山西医科大学运城医院、山西医科大学太原中心医院、山西医科大学忻州医院、山西医科大学吕梁医院、山西医科大学晋中医院、山西医科大学精神卫生医院

历史沿革： 山西医科大学的前身是山西医学传习所，创建于 1919 年。学校多次易名，数次迁址。1932 年 1 月，改为私立山西川至医学专科学校；1940 年 3 月，更名为山西大学医学专修科；1946 年 8 月，升格为国立山西大学医学院；1953 年 9 月，独立建校，更名为山西医学院；1996 年 4 月，更名为山西医科大学。

近两届国家级教学成果奖获奖项目：

系统性素质教育支撑下的临床胜任力培养模式研究与实践（2014 年，二等奖）

大健康人文理念下创新医学院校人文教育模式的研究与实践（2018 年，二等奖）

网址： http：//www.sxmu.edu.cn

---

①1990 年，筹建中的山西省汾阳高级护理学校改为山西医学院汾阳专科部，1996 年更名为山西医科大学汾阳学院。

山西中医药大学

成立时间：1989 年

所在地：山西省晋中市、太原市

医学类本科专业及年度毕业生数：☆中医学、针灸推拿学、中医学（5+3）、中医养生学、中西医临床医学、药学、药物分析、中药学、中药资源与开发、康复治疗学、护理学。2017 年毕业医学类专业本科生 1390 人，其中中医学专业 196 人。

通过认证的专业及首次认证时间：中医学（2014 年）

医学类博士/硕士学位授权一级学科：中医学、中药学

专业学位类别：护理硕士、中药学硕士、中医硕士

直属附属医院：▲山西中医学院附属医院、▲山西中医学院第三中医院（山西省针灸研究所）、▲山西省中西医结合医院（山西中医学院中西医结合医院）

历史沿革：1982 年，国务院批准筹建山西中医学院；1986 年，学校接收原山西医学院中医大学班；1989 年 6 月正式挂牌成立。2017 年，山西中医学院更名为山西中医药大学。

近两届国家级教学成果奖获奖项目：（暂无）

网址：http：//www.sxtcm.edu.cn

长治医学院

成立时间：1946 年

所在地：山西省长治市

医学类本科专业及年度毕业生数：☆临床医学、麻醉学、医学影像学、精神医学、口腔医学、预防医学、药学、医学检验技术、医学实验技术、医学影像技术、康复治疗学、☆护理学。2017 年毕业医学类专业本科生 1919 人，其中临床医学专业 831 人。

通过认证的专业及首次认证时间：临床医学（2012 年）

医学类博士/硕士学位授权一级学科：（暂无）

专业学位类别：临床医学硕士

直属附属医院：▲长治医学院附属和平医院、长治医学院附属和济医院

历史沿革：长治医学院的前身是 1946 年晋冀鲁豫军区白求恩国际和平医院总院开办的护士学校；1948 年开办和平医专；1958 年改建为晋东南医学专科学校；1986 年升格为本科院校，更名为长治医学院。

近两届国家级教学成果奖获奖项目：

以卫生服务能力提升为导向的临床医学专业人才培养模式改革与实践（2014

年，二等奖）

网址：http：//www.czmc.com

山西大同大学医学院

成立时间：1958 年

所在地：山西省大同市

医学类本科专业及年度毕业生数：临床医学、中医学、医学检验技术、护理学。2017 年毕业医学类专业本科生 604 人，其中临床医学专业 245 人，中医学专业 69 人。

通过认证的专业及首次认证时间：（暂无）

医学类博士/硕士学位授权一级学科：（暂无）

专业学位类别：（暂无）

直属附属医院：山西大同大学附属医院

历史沿革：山西大同大学医学院的前身为大同医学专科学校，创建于 1958 年；2000 年与山西医科大学联合办学，成立山西医科大学大同学院，同年开始招收本科生；2006 年，大同医学专科学校与原雁北师范学院、山西工业职业技术学院、大同职业技术学院合并组建山西大同大学，更名为山西大同大学医学院。

近两届国家级教学成果奖获奖项目：（暂无）

网址：http：//www.sxdtdx.edu.cn/yxy

山西医科大学晋祠学院

山西医科大学晋祠学院创建于 2002 年，2004 年被教育部确认为独立学院。由山西医科大学和四川希望教育产业集团合作举办。目前设置的医学类本科专业有临床医学、预防医学、麻醉学、口腔医学、药学、中药学、药物制剂、医学影像技术、医学检验技术、康复治疗学、眼视光学、口腔医学技术、护理学。2017 年毕业医学类专业本科生 514 人，其中临床医学专业 203 人。学院位于山西省太原市，网址是 http：//www.sxmu-jcc.com。

内蒙古自治区

内蒙古医科大学[①]

成立时间：1956 年

所在地：内蒙古自治区呼和浩特市

医学类本科专业及年度毕业生数：临床医学、麻醉学、医学影像学、精神医学、儿科学、口腔医学、预防医学、中医学、针灸推拿学、☆蒙医学、药学、药物制剂、临床药学、☆中药学、中药资源与开发、☆蒙药学、法医学、医学检验技术、康复治疗学、护理学。2017 年毕业医学类专业本科生 2060 人，其中临床医学专业 560 人，中医学专业 199 人，蒙医学专业 207 人。

通过认证的专业及首次认证时间：药学（2014 年）

医学类博士/硕士学位授权一级学科：基础医学、临床医学、中医学（蒙医）、药学、中药学、护理学

专业学位类别：临床医学硕士、口腔医学硕士、公共卫生硕士、护理硕士、药学硕士、中医硕士

直属附属医院：▲内蒙古医科大学附属医院、内蒙古医科大学第二附属医院、内蒙古医科大学附属人民医院

历史沿革：内蒙古医科大学的前身是创建于 1956 年的内蒙古医学院，当时隶属卫生部；1958 年划归内蒙古自治区管理；2012 年更名为内蒙古医科大学。

近两届国家级教学成果奖获奖项目：（暂无）

网址：http：//www.immu.edu.cn

内蒙古科技大学包头医学院

成立时间：1958 年

所在地：内蒙古自治区包头市

医学类本科专业及年度毕业生数：临床医学、麻醉学、医学影像学、精神医学、放射医学、口腔医学、☆预防医学、中医学、药学、法医学、医学检验技术、卫生检验与检疫、护理学。2017 年毕业医学类专业本科生 1309 人，其中临床医学专业 581 人，暂无中医学专业毕业生。

通过认证的专业及首次认证时间：（暂无）

---

①内蒙古医科大学是内蒙古自治区人民政府、国家卫生健康委员会和教育部共建的医学院校。

医学类博士/硕士学位授权一级学科：临床医学、公共卫生与预防医学

专业学位类别：临床医学硕士、口腔医学硕士、公共卫生硕士、药学硕士

直属附属医院：▲包头医学院第一附属医院、包头医学院第二附属医院

历史沿革：包头医学院创办于 1958 年；1962 年改名为内蒙古卫生干部进修学院；1965 年，经国务院批准改名为包头医学专科学校；1978 年恢复包头医学院；2003 年，与包头钢铁学院、包头师范学院合并，组建内蒙古科技大学。2004 年，内蒙古自治区政府决定将内蒙古科技大学原三校分开，各自独立办学，原包头医学院冠名为内蒙古科技大学包头医学院。

近两届国家级教学成果奖获奖项目：（暂无）

网址：http：//www.btmc.cn

内蒙古民族大学（医科）①

成立时间：1978 年

所在地：内蒙古自治区通辽市

医学类本科专业及年度毕业生数：临床医学、预防医学、蒙医学、药物制剂、蒙药学、医学检验技术、医学影像技术、护理学。2017 年毕业医学类专业本科生 1126 人，其中临床医学专业 366 人，蒙医学专业 153 人。

通过认证的专业及首次认证时间：（暂无）

医学类博士/硕士学位授权一级学科：临床医学、中医学、中西医结合、中药学②

专业学位类别：临床医学硕士、中药学硕士

直属附属医院：▲内蒙古民族大学附属医院

历史沿革：1958 年，哲里木盟卫生学校成立；1978 年底，教育部决定在哲里木盟卫生学校的基础上建立哲里木盟医学院；1979 年，吉林省教育局将哲里木盟医学院改称为哲里木医学院。1980 年，内蒙古民族医学院筹备组从呼和浩特市迁到通辽市，与哲里木医学院合并，成立内蒙古民族医学院；1987 年，内蒙古民族医学院改建为内蒙古蒙医学院。2000 年，内蒙古蒙医学院、内蒙古民族师范学院、哲里木畜牧学院三校合并组建内蒙古民族大学。

近两届国家级教学成果奖获奖项目：（暂无）

网址：http：//www.imun.edu.cn

---

①内蒙古民族大学医科相关学院有医学院、蒙医药学院、护理学院。

②内蒙古民族大学有服务国家特殊需求蒙药学博士人才培养项目。“服务国家特殊需求博士人才培养项目”，是指尚无博士学位授予权的硕士学位授权高等学校，在一定时期和限定的学科范围内招收培养博士生，并按项目主要支撑学科授予学位。

赤峰学院（医科）①

成立时间：1958 年

所在地：内蒙古自治区赤峰市

医学类本科专业及年度毕业生数：临床医学、口腔医学、蒙医学、药学、医学检验技术、口腔医学技术、护理学。2017 年毕业医学类专业本科生 272 人，其中临床医学专业 65 人，暂无蒙医学专业毕业生。

通过认证的专业及首次认证时间：（暂无）

医学类博士/硕士学位授权一级学科：（暂无）

专业学位类别：（暂无）

直属附属医院：▲赤峰学院附属医院、赤峰学院第二附属医院

历史沿革：赤峰学院医学院的前身是成立于 1958 年的赤峰卫生学校。2003 年经教育部批准，赤峰民族师范高等专科学校与赤峰教育学院、内蒙古广播电视大学赤峰分校、赤峰卫生学校、内蒙古幼儿师范学校合并组建赤峰学院。

近两届国家级教学成果奖获奖项目：（暂无）

网址：http：//www.cfxy.cn

①赤峰学院医科相关学院有：医学院、口腔医学院。

辽 宁 省

中国医科大学[①]

成立时间：1931 年

所在地：辽宁省沈阳市

医学类本科专业及年度毕业生数：基础医学、☆临床医学、麻醉学、☆医学影像学、眼视光医学、精神医学、儿科学、临床医学（5+3）、口腔医学、☆预防医学、药学、药物制剂、临床药学、☆法医学、医学检验技术、医学影像技术、康复治疗学、☆护理学。2017 年毕业医学类专业本科生 1512 人，其中临床医学专业 736 人。

通过认证的专业及首次认证时间：临床医学（2011 年）、口腔医学（2014 年）、护理学（2016 年）

医学类博士/硕士学位授权一级学科：基础医学、临床医学、口腔医学、公共卫生与预防医学、药学、护理学

专业学位类别：临床医学博士/硕士、口腔医学博士/硕士、公共卫生硕士、护理硕士、药学硕士

直属附属医院：▲中国医科大学附属第一医院、▲中国医科大学附属盛京医院、中国医科大学附属口腔医院、▲中国医科大学附属第四医院

历史沿革：中国医科大学的前身为中国工农红军卫生学校，1931 年 11 月创建于江西瑞金；1934 年，随中央红军转移；1940 年 9 月在延安更名为中国医科大学；1946 年，迁至兴山（鹤岗）；1948 年 11 月，迁至沈阳，合并了原国立沈阳医学院（前身为 1911 年由日本国南满铁道株式会社建立的满洲医科大学）和原私立辽宁医学院（前身为 1883 年由英国苏格兰教会建立的盛京医科大学）。

近两届国家级教学成果奖获奖项目：

高起点多途径系统推进教师教学发展，切实提高医学教育质量的研究与实践（2014 年，二等奖）

全球视野下创新医学教育理念，推动本科医学人才培养综合改革的研究与实践（2018 年，二等奖）

网址：http：//www.cmu.edu.cn

---

①中国医科大学是辽宁省人民政府、国家卫生健康委员会和教育部共建的医学院校。

大连医科大学

成立时间：1947 年

所在地：辽宁省大连市

医学类本科专业及年度毕业生数：基础医学、☆临床医学、麻醉学、医学影像学、精神医学、临床医学（5+3）、口腔医学、预防医学、中西医临床医学、☆药学、临床药学、☆医学检验技术、医学影像技术、卫生检验与检疫、护理学。2017 年毕业医学类专业本科生 1503 人，其中临床医学专业 650 人。

通过认证的专业及首次认证时间：临床医学（2014 年）、护理学（2011 年）

医学类博士/硕士学位授权一级学科：基础医学、临床医学、口腔医学、公共卫生与预防医学、中西医结合、药学、医学技术、护理学

专业学位类别：临床医学博士/硕士、口腔医学硕士、公共卫生硕士、护理硕士、药学硕士、中医硕士

直属附属医院：▲大连医科大学附属第一医院、▲大连医科大学附属第二医院、大连医科大学附属第三医院

历史沿革：大连医科大学的前身为 1947 年创建的关东医学院，后并入大连大学；1950 年又重新独立为大连医学院；1969 年迁至贵州省遵义市，改称遵义医学院；1978 年学校于原址复校，并于 1994 年更名为大连医科大学。

近两届国家级教学成果奖获奖项目：

医学生知识、能力、素质协调发展的医学教育实践体系的构建与实践（2014 年，二等奖）

基于学科牵动战略的新型本科医学人才培养模式的构建与实践（2018 年，二等奖）

网址：http：//www.dmu.edu.cn

锦州医科大学

成立时间：1946 年

所在地：辽宁省锦州市

医学类本科专业及年度毕业生数：☆临床医学、麻醉学、医学影像学、口腔医学、预防医学、药学、医学检验技术、医学实验技术、医学影像技术、康复治疗学、护理学。2017 年毕业医学类专业本科生 1306 人，其中临床医学专业 595 人。

通过认证的专业及首次认证时间：临床医学（2017 年）、护理学（2017 年）

医学类博士/硕士学位授权一级学科：基础医学、临床医学、口腔医学、公共卫生与预防医学、药学、护理学

专业学位类别：临床医学硕士、护理硕士、药学硕士

直属附属医院：▲锦州医科大学附属第一医院、锦州医科大学附属第二医院、▲锦州医科大学附属第三医院

历史沿革：锦州医科大学的前身为 1946 年在吉林省洮南市成立的辽吉军区卫生学校；1947 年更名为辽北医学院；1949 年迁址辽宁省锦州市；1958 年经国务院批准成立锦州医学院；2006 年更名为辽宁医学院；2016 年更名为锦州医科大学。

近两届国家级教学成果奖获奖项目：（暂无）

网址：http：//www.jzmu.edu.cn

辽宁中医药大学

成立时间：1958 年

所在地：辽宁省沈阳市、大连市

医学类本科专业及年度毕业生数：☆中医学、☆针灸推拿学、中医学（5+3）、中医养生学、中西医临床医学、药学、药物制剂、☆中药学、中药制药、中草药栽培与鉴定、医学检验技术、康复治疗学、☆护理学。2017 年毕业医学类专业本科生 1583 人，其中中医学专业 346 人。

通过认证的专业及首次认证时间：中医学（2015 年）

医学类博士/硕士学位授权一级学科：中医学、中西医结合、中药学

专业学位类别：护理硕士、中药学硕士、中医博士/硕士

直属附属医院：▲辽宁中医药大学附属医院（辽宁省中医院）、▲辽宁中医药大学附属第二医院（辽宁省中医药研究院）、辽宁中医药大学附属第三医院（辽宁省肛肠医院）、辽宁中医药大学附属第四医院（辽宁省中西医结合医院）

历史沿革：1958 年，辽宁中医学院成立；2006 年 2 月，更名为辽宁中医药大学。

近两届国家级教学成果奖获奖项目：（暂无）

网址：http：//www.lnutcm.edu.cn

沈阳医学院

成立时间：1949 年

所在地：辽宁省沈阳市

医学类本科专业及年度毕业生数：临床医学、麻醉学、医学影像学、口腔医学、☆预防医学、食品卫生与营养学、药学、医学检验技术、医学影像技术、康复治疗学、卫生检验与检疫、护理学、助产学。2017 年毕业医学类专业本科生 1441 人，其中临床医学专业 705 人。

通过认证的专业及首次认证时间：临床医学（2013 年）

医学类博士/硕士学位授权一级学科：基础医学、公共卫生与预防医学

专业学位类别：临床医学硕士

直属附属医院：▲沈阳医学院附属中心医院、沈阳医学院附属第二医院

历史沿革：沈阳医学院的前身是 1949 年建立的沈阳市立高级护产学校；1955 年 1 月，学校改为辽宁省沈阳卫生学校，本溪钢铁公司医士学校和本溪市卫生学校并入；1958 年 3 月，学校升格为沈阳医学专科学校；1960 年 9 月沈阳市中医学校并入；1963 年 8 月，沈阳市卫生局将医专改为中等卫生学校；1978 年 12 月，在沈阳市卫生学校的基础上建立了沈阳医学专科学校；1987 年 5 月，升格更名为沈阳医学院。

近两届国家级教学成果奖获奖项目：（暂无）

网址：http：//www.symc.edu.cn

大连大学医学部

成立时间：1950 年

所在地：辽宁省大连市

医学类本科专业及年度毕业生数：临床医学、口腔医学、中药学、医学检验技术、☆护理学。2017 年毕业医学类专业本科生 433 人，其中临床医学专业 70 人。

通过认证的专业及首次认证时间：临床医学（2015 年）

医学类博士/硕士学位授权一级学科：临床医学、护理学

专业学位类别：临床医学硕士、口腔医学硕士

直属附属医院：▲大连大学附属中山医院、大连大学附属新华医院

历史沿革：1950 年，旅大市（现大连市）卫生学校成立；1958 年学校升格为旅大市医学专科学校，1963 年更名为旅大市卫生学校；1981 年更名为大连市卫生学校；1986 年，学校升格为大连大学医学专科学校，成为大连大学的三个办学实体之一，中专部仍保留大连市卫生学校名称；1994 年，经辽宁省教育委员会批准，学校更名为大连大学医学院。2005 年，大连大学医学部成立。

近两届国家级教学成果奖获奖项目：（暂无）

网址：http：//yxb.dlu.edu.cn

辽宁何氏医学院

成立时间：2004 年

所在地：辽宁省沈阳市

医学类本科专业及年度毕业生数：临床医学、医学影像学、眼视光医学、食品卫生与营养学、药学、药事管理、医学影像技术、眼视光学、听力与言语康复学、

护理学。2017 年毕业医学类专业本科生 1084 人，其中临床医学专业 392 人。

通过认证的专业及首次认证时间：（暂无）

医学类博士/硕士学位授权一级学科：（暂无）

专业学位类别：（暂无）

直属附属医院：沈阳何氏眼科医院

历史沿革：辽宁何氏医学院的前身是 1999 年由沈阳何氏眼科医院与沈阳医学院共同创立的沈阳医学院何氏眼科视光学院；2004 经教育部批准成为独立学院，并更名为沈阳医学院何氏视觉科学学院；2011 年经教育部批准转制为民办本科院校——辽宁何氏医学院。

近两届国家级教学成果奖获奖项目：（暂无）

网址：http：//www.huh.edu.cn

锦州医科大学医疗学院

锦州医科大学医疗学院的前身是创办于 1999 年的锦州医学院分院，2004 年被教育部确认为独立学院，2006 年更名为辽宁医学院医疗学院，2016 年更名为锦州医科大学医疗学院。目前设置的医学类本科专业有临床医学、麻醉学、口腔医学、药学、医学影像技术、康复治疗学、护理学。2017 年毕业医学类专业本科生 1343 人，其中临床医学专业 653 人。学院位于辽宁省锦州市，网址是 http：//www.jymu.edu.cn。

大连医科大学中山学院

大连医科大学中山学院成立于 1999 年；2004 年被教育部确认为独立学院；2007 年 1 月，大连医科大学和大连金真源企业集团公司达成合作办学协议。目前设置的医学类本科专业有临床医学、口腔医学、针灸推拿学、药事管理、医学实验技术、医学影像技术、康复治疗学、口腔医学技术、护理学、助产学。2017 年毕业医学类专业本科生 1430 人，其中临床医学专业 303 人。学院位于辽宁省大连市，网址是 http：//www.dmuzs.edu.cn。

辽宁中医药大学杏林学院

辽宁中医药大学杏林学院 2001 年由辽宁中医药大学创办；2004 年被教育部确认为独立学院。目前设置的医学类本科专业有中医学、针灸推拿学、中西医临床医学、药事管理、中药学、中药资源与开发、康复治疗学、卫生检验与检疫、护理学。2017 年毕业医学类专业本科生 1175 人，其中中医学专业 381 人。学院位于辽宁省沈阳市，网址是 http：//www.lncmxl.edu.cn。

吉　林　省

吉林大学白求恩医学部①

成立时间：1939 年

所在地：吉林省长春市

医学类本科专业及年度毕业生数：☆临床医学、☆放射医学、临床医学（5+3）、口腔医学、口腔医学（5+3）、预防医学、药学、药物制剂、临床药学、康复治疗学、护理学。2017 年毕业医学类专业本科生 743 人，其中临床医学专业 371 人。

通过认证的专业及首次认证时间：临床医学（2011 年）、口腔医学（2014 年）、护理学（2010 年）

医学类博士/硕士学位授权一级学科：基础医学、临床医学、口腔医学、公共卫生与预防医学、药学、护理学

专业学位类别：临床医学博士/硕士、口腔医学博士/硕士、公共卫生硕士、护理硕士、药学硕士

直属附属医院：▲吉林大学第一医院、▲吉林大学第二医院、▲吉林大学中日联谊医院、▲吉林大学口腔医院

历史沿革：吉林大学白求恩医学部的前身为 1939 年建立的晋察冀军区卫生学校；1946 年更名为白求恩医科大学；1948 年与北方大学医学院合编为华北医科大学；1951 年命名为中国人民解放军第一军医大学；1958 年，划归地方，改称长春医学院；1959 年更名为吉林医科大学；1978 年恢复白求恩医科大学校名并列为卫生部属院校。2000 年 6 月 12 日，原吉林大学与吉林工业大学、白求恩医科大学、长春科技大学、长春邮电学院合并组建新的吉林大学。2003 年成立了吉林大学白求恩医学部。

近两届国家级教学成果奖获奖项目：（暂无）

网址：http：//jdyxb.jlu.edu.cn

延边大学（医科）②

成立时间：1948 年

所在地：吉林省延吉市

①吉林大学是“世界一流大学建设高校”。

②延边大学是“世界一流学科建设高校”。医科相关学院有医学院、药学院、护理学院。

医学类本科专业及年度毕业生数：☆临床医学、麻醉学、口腔医学、预防医学、中医学、☆药学、药物制剂、护理学。2017 年毕业医学类专业本科生 632 人，其中临床医学专业 205 人，中医学专业 33 人。

通过认证的专业及首次认证时间：护理学（2014 年）

医学类博士/硕士学位授权一级学科：基础医学、临床医学、中西医结合、药学、护理学

专业学位类别：临床医学硕士、口腔医学硕士、护理硕士、药学硕士

直属附属医院：▲延边大学附属医院、延边大学口腔医院

历史沿革：延边大学医科的前身是延边医科专门学校，创建于 1948 年 10 月 1 日；1949 年 3 月并入刚成立的延边大学，成为延边大学医学部；1958 年 8 月从延边大学分立为独立的延边医学院；1996 年 4 月，经国家教育委员会批准，延边医学院等延边五所高校合并成立新的延边大学。

近两届国家级教学成果奖获奖项目：（暂无）

网址：http：//www.ybu.edu.cn

长春中医药大学

成立时间：1958 年

所在地：吉林省长春市

医学类本科专业及年度毕业生数：临床医学、☆中医学、☆针灸推拿学、中医学（5+3）、中西医临床医学、药学、药物制剂、药事管理、☆中药学、中药资源与开发、中药制药、康复治疗学、☆护理学。2017 年毕业医学类专业本科生 1507 人，其中临床医学专业 136 人，中医学专业 464 人。

通过认证的专业及首次认证时间：中医学（2018 年）、中药学（2018 年）

医学类博士/硕士学位授权一级学科：中医学、中西医结合、药学、中药学、护理学

专业学位类别：临床医学硕士、公共卫生硕士、护理硕士、中药学硕士、中医博士/硕士

直属附属医院：▲长春中医药大学附属医院（吉林省中医院）

历史沿革：长春中医药大学始建于 1950 年的长春市中医进修学校；1958 年成立了长春中医学院；1962 年吉林省卫生干部学校并入学院；1970 年学院并入了当时的吉林医科大学。1978 年，长春中医学院恢复独立建制；2006 年经教育部批准更名为长春中医药大学。

近两届国家级教学成果奖获奖项目：

针灸推拿学技能型人才培养体系的构建与实践（2014 年，二等奖）

网址：http：//www.ccucm.edu.cn

北华大学医学部

成立时间：1928 年

所在地：吉林省吉林市

医学类本科专业及年度毕业生数：☆临床医学、医学影像学、口腔医学、预防医学、药学、☆医学检验技术、康复治疗学、护理学。2017 年毕业医学类专业本科生 1019 人，其中临床医学专业 215 人。

通过认证的专业及首次认证时间：（暂无）

医学类博士/硕士学位授权一级学科：基础医学、临床医学、药学

专业学位类别：临床医学硕士、护理硕士

直属附属医院：▲北华大学附属医院

历史沿革：北华大学医学部的前身是 1928 年由爱国名医孙宗尧创办的吉林私立助产学校；1947 年 12 月被吉林教育厅接收，改名为吉林省立助产学校；1948 年 3 月与华英高级助产职业学校合并；1949 年 6 月改名为吉林省卫生干部学校；1958 年升格为吉林医学院并开始本科招生；1959 年 6 月，又调整为吉林省吉林医学专科学校；1973 年 11 月恢复为吉林医学院。1999 年，吉林师范学院、吉林医学院、吉林林学院、吉林电气化高等专科学校合并组建北华大学。2007 年，北华大学成立医学部。

近两届国家级教学成果奖获奖项目：（暂无）

网址：http：//med.beihua.edu.cn

吉林医药学院

成立时间：1952 年

所在地：吉林省吉林市

医学类本科专业及年度毕业生数：☆临床医学、医学影像学、预防医学、食品卫生与营养学、药学、药物制剂、医学检验技术、医学影像技术、康复治疗学、卫生检验与检疫、护理学。2017 年毕业医学类专业本科生 1932 人，其中临床医学专业 516 人。

通过认证的专业及首次认证时间：临床医学（2017 年）

医学类博士/硕士学位授权一级学科：（暂无）

专业学位类别：（暂无）

直属附属医院：▲吉林医药学院附属医院

历史沿革：吉林医药学院的前身是 1952 年成立的东北军区空军长春护士训练队；1961 年改建为空军卫生学校；1975 年改称空军军医学校，由长春市迁址吉林

市；1986 年更名为空军医学专科学校；1993 年更名为空军医学高等专科学校；1999 年并入第四军医大学，更名为第四军医大学吉林军医学院；2004 年 8 月移交吉林省办学，改称为吉林医药学院。

近两届国家级教学成果奖获奖项目：（暂无）

网址：http：//www.jlmu.cn

长春科技学院医药学院

成立时间：2015 年

所在地：吉林省长春市

医学类本科专业及年度毕业生数：中医学、中药学、眼视光学、康复治疗学、护理学。2017 年毕业医学类专业本科生 72 人，暂无中医学专业毕业生。

通过认证的专业及首次认证时间：（暂无）

医学类博士/硕士学位授权一级学科：（暂无）

专业学位类别：（暂无）

直属附属医院：（暂无）

历史沿革：长春科技学院的前身是 2000 年创办的吉林农业大学发展学院；2004 年被教育部批准为独立学院；2013 年经教育部批准转设为普通本科高校——长春科技学院。医药学院是长春科技学院下设分院之一，始建于 2015 年。

近两届国家级教学成果奖获奖项目：（暂无）

网址：http：//www.cstu.edu.cn

黑龙江省

哈尔滨医科大学[①]

成立时间：1926年

所在地：黑龙江省哈尔滨市、大庆市[②]

医学类本科专业及年度毕业生数：基础医学（“5+2”本硕连读）、☆临床医学、☆麻醉学、☆医学影像学、儿科学、临床医学（5+3）、精神医学、口腔医学、☆预防医学、卫生监督、☆药学、中药学、药物制剂、药物分析、临床药学、法医学、医学检验技术、医学实验技术、医学影像技术、康复治疗学、护理学。2017年毕业医学类专业本科生2095人，其中临床医学专业525人。

通过认证的专业及首次认证时间：临床医学（2006年）

医学类博士/硕士学位授权一级学科：基础医学、临床医学、口腔医学、公共卫生与预防医学、中西医结合、药学、护理学

专业学位类别：临床医学博士/硕士、口腔医学博士/硕士、公共卫生硕士、护理硕士

直属附属医院：▲哈尔滨医科大学附属第一医院、▲哈尔滨医科大学附属第二医院、▲哈尔滨医科大学附属肿瘤医院、▲哈尔滨医科大学附属第四医院

历史沿革：1926年9月，伍连德博士创建哈尔滨医学专门学校；1938年改名为哈尔滨医科大学；1946年并入从延安迁到兴山（鹤岗）的中国医科大学。1948年，中国医科大学第二分校在哈尔滨成立。1949年，以中国医科大学第二分校为基础，调入第一分校部分力量，组建为哈尔滨医科大学；1950年，改为地方建制。2002年，始建于1958年的鸡西煤炭医学高等专科学校并入哈尔滨医科大学。

近两届国家级教学成果奖获奖项目：

完善本科临床教学质量保障体系，创建五星级优秀示范临床教学基地（2014年，二等奖）

创新教学模式，培养基础医学拔尖人才（2014年，二等奖）

适应新形势，创建器官系统整合式临床教学模式的研究与实践（2018年，二等奖）

在国家“一带一路”框架下，创建中俄医学教育合作新模式（2018年，二等

①哈尔滨医科大学是黑龙江省人民政府、国家卫生健康委员会和教育部共建的医学院校。

②哈尔滨医科大学下设大庆校区，精神医学、医学检验技术、医学实验技术、医学影像技术、康复治疗学、中药学、药物制剂、药物分析等本科专业目前在大庆校区招生。

奖）

网址： http：//www.hrbmu.edu.cn/

黑龙江中医药大学

成立时间： 1954 年

所在地： 黑龙江省哈尔滨市、佳木斯市

医学类本科专业及年度毕业生数： ☆中医学、☆针灸推拿学、中医学（5+3）、中医康复学、中西医临床医学、药学、☆药物制剂、药物分析、☆中药学、中药资源与开发、中药制药、医学检验技术、医学实验技术、康复治疗学、护理学。2017 年毕业医学类专业本科生 1615 人，其中中医学专业 239 人。

通过认证的专业及首次认证时间： 中医学（2007 年）

医学类博士/硕士学位授权一级学科： 中医学、中西医结合、药学、中药学、护理学

专业学位类别： 护理硕士、药学硕士、中药学硕士、中医博士/硕士

直属附属医院： ▲黑龙江中医药大学附属第一医院、▲黑龙江中医药大学附属第二医院

历史沿革： 黑龙江中医药大学始建于 1954 年，初名黑龙江省中医进修学校，后几易其名，1959 年定名为黑龙江中医学院，1996 年经教育部批准更名为黑龙江中医药大学。2002 年，黑龙江省中医药学校并入黑龙江中医药大学。

近两届国家级教学成果奖获奖项目：

中医药类专业实验教学改革与大学生创新能力培养的研究与实践（2014 年，二等奖）

“一主线、双贯通、七结合”卓越中医药人才培养模式的研究与实践（2018 年，二等奖）

网址： http：//www.hljucm.net

佳木斯大学（医科）[1]

成立时间： 1958 年

所在地： 黑龙江省佳木斯市

医学类本科专业及年度毕业生数： 临床医学、☆口腔医学、预防医学、药学、药物分析、医学检验技术、康复治疗学、口腔医学技术、护理学。2017 年毕业医学类专业本科生 1026 人，其中临床医学专业 505 人。

---

①佳木斯大学医科相关学院有基础医学院、公共卫生学院、临床医学院、口腔医学院、康复医学院、药学院。

通过认证的专业及首次认证时间：（暂无）

医学类博士/硕士学位授权一级学科：基础医学、临床医学、口腔医学、公共卫生与预防医学、药学

专业学位类别：临床医学硕士、公共卫生硕士、护理硕士

直属附属医院：▲佳木斯大学附属第一医院、佳木斯大学附属第二医院、佳木斯大学附属第三医院（黑龙江省小儿脑性瘫痪防治疗育中心）

历史沿革：1947 年，中国人民解放军合江军区卫生干部学校成立；1949 年建立合江省立卫生干部学校；1950 年更名为松江省卫生学校；1951 年改为松江省医士学校；1954 年更名为黑龙江省医士学院；1958 年扩建为佳木斯医学院。1995 年 6 月，佳木斯医学院与佳木斯工学院、佳木斯师范专科学院、佳木斯大学合并为新的佳木斯大学。

近两届国家级教学成果奖获奖项目：（暂无）

网址：http：//www.jmsu.cn

牡丹江医学院

成立时间：1958 年

所在地：黑龙江省牡丹江市

医学类本科专业及年度毕业生数：临床医学、麻醉学、☆医学影像学、口腔医学、预防医学、药学、药物制剂、医学检验技术、医学影像技术、康复治疗学、卫生检验与检疫、护理学。2017 年毕业医学类专业本科生 2072 人，其中临床医学专业 656 人。

通过认证的专业及首次认证时间：临床医学（2015 年）

医学类博士/硕士学位授权一级学科：基础医学、临床医学

专业学位类别：临床医学硕士、公共卫生硕士、护理硕士、药学硕士

直属附属医院：▲牡丹江医学院附属红旗医院、牡丹江医学院附属第二医院

历史沿革：原牡丹江医学院创建于 1958 年，由黑龙江省卫生干部学校、鸡西市医学院、牡丹江地区医院、牡丹江市医学院四个单位合并组建而成；1962 年改为卫生学校；1978 年改为牡丹江医学专科学校；1986 年改建为牡丹江医学院。

近两届国家级教学成果奖获奖项目：（暂无）

网址：http：//www.mdjmu.cn

齐齐哈尔医学院

成立时间：1946 年

所在地：黑龙江省齐齐哈尔市

医学类本科专业及年度毕业生数：临床医学、医学影像学、☆精神医学、儿科学、口腔医学、预防医学、药学、药物制剂、临床药学、中药学、医学检验技术、医学影像技术、康复治疗学、护理学、助产学。2017 年毕业医学类专业本科生 2391 人，其中临床医学专业 1293 人。

通过认证的专业及首次认证时间：临床医学（2013 年）、护理学（2015 年）

医学类博士/硕士学位授权一级学科：医学技术

专业学位类别：药学硕士

直属附属医院：齐齐哈尔医学院附属第一医院、▲齐齐哈尔医学院附属第二医院、▲齐齐哈尔医学院附属第三医院、齐齐哈尔医学院附属第四医院

历史沿革：1946 年，黑龙江军区卫生部建立了黑龙江军区军医学校；1948 年移交给地方政府，建立黑龙江省卫生学校。1948 年，嫩江省政府在省政府所在地齐齐哈尔市建立了嫩江省立卫生防疫学校。1949 年，随着嫩江省与黑龙江省合并为黑龙江省，上述两校合并组建黑龙江省立卫生干部学校；1951 年，改建为黑龙江省医士学校；1953 年又改称齐齐哈尔医士学校；1978 年更名为齐齐哈尔医学专科学校；1986 年建成齐齐哈尔医学院。

近两届国家级教学成果奖获奖项目：（暂无）

网址：http：//www.qmu.edu.cn

上 海 市

复旦大学上海医学院[1]

成立时间： 1927 年

所在地： 上海市徐汇区

医学类本科专业及年度毕业生数： ☆基础医学、☆临床医学、临床医学（八年制）、☆预防医学、药学、法医学、护理学。2017 年毕业医学类专业本科生 387 人，其中临床医学专业 228 人。

通过认证的专业及首次认证时间：（暂无）

医学类博士/硕士学位授权一级学科： 基础医学、临床医学、公共卫生与预防医学、中西医结合、药学、护理学

专业学位类别： 临床医学博士/硕士、口腔医学硕士、公共卫生硕士、护理硕士、药学硕士

直属附属医院： ▲复旦大学附属中山医院、▲复旦大学附属华山医院、▲复旦大学附属肿瘤医院、▲复旦大学附属妇产科医院、▲复旦大学附属儿科医院、▲复旦大学附属眼耳鼻喉科医院

历史沿革： 1927 年，国立第四中山大学医学院在上海吴淞创立；1928 年 2 月，更名为国立江苏大学；1928 年 5 月，再更名为国立中央大学；1932 年，独立为国立上海医学院；1952 年，更名为上海第一医学院；1985 年，更名为上海医科大学；2000 年，与复旦大学合并，组建为新的复旦大学；2012 年，新的上海医学院成立，根据复旦大学的授权，在医科行使相对独立的管理权限。2018 年 12 月，教育部、国家卫生健康委员会、上海市人民政府签约，共建托管复旦大学上海医学院及其直属附属医院。

近两届国家级教学成果奖获奖项目：

我国临床医学教育综合改革的探索和创新——“5+3”模式的构建与实践（2014 年，特等奖）

中国特色全科医学人才培养体系的探索与创新（2014 年，二等奖）

基于健康中国需求的创新人才培养机制探索与实践（2018 年，二等奖）

网址： http：//shmc.fudan.edu.cn

[1] 复旦大学是“世界一流大学建设高校”。

上海交通大学（医科）①

成立时间： 1952 年

所在地： 上海市黄浦区、闵行区

医学类本科专业及年度毕业生数： 生物医学科学②、☆临床医学、临床医学（八年制）③、☆口腔医学、口腔医学（5+3）、预防医学、食品卫生与营养学、药学、临床药学、☆医学检验技术、☆护理学。2017 年毕业医学类专业本科生 538 人，其中临床医学专业 360 人。

通过认证的专业及首次认证时间：（暂无）

医学类博士/硕士学位授权一级学科： 基础医学、临床医学、口腔医学、公共卫生与预防医学、药学、中药学、护理学

专业学位类别： 临床医学博士/硕士、口腔医学博士/硕士、公共卫生硕士、护理硕士、药学硕士

直属附属医院： ▲上海交通大学医学院附属瑞金医院、▲上海交通大学医学院附属仁济医院、▲上海交通大学医学院附属新华医院、▲上海交通大学医学院附属第九人民医院

历史沿革： 1952 年全国高等学校院系调整时，圣约翰大学医学院（1896～1952 年）、震旦大学医学院（1911～1952 年）、同德医学院（1918～1952 年）合并成为上海第二医学院；1985 年，更名为上海第二医科大学；2005 年 7 月，与上海交通大学合并形成新的上海交通大学。2000 年，原上海交通大学与上海医药工业研究院共建成立上海交通大学药学院。

近两届国家级教学成果奖获奖项目：

模拟医学平台结合示范病区，构建全面提升学生临床能力的新教学模式（2014 年，二等奖）

夯实医教协同，综合性大学“有灵魂的卓越医学创新人才培养体系”构建与实践（2018 年，一等奖）

创新能力导向的口腔医学生培养模式构建与实践（2018 年，二等奖）

网址： http：//www.sjtu.edu.cn

上海中医药大学④

成立时间： 1956 年

---

①上海交通大学是“世界一流大学建设高校”。医科相关学院有医学院、药学院。

②该专业 2016 年、2017 年由上海交通大学医学院组织招生和培养，2018 年起全部纳入上海交通大学致远学院培养平台。

③该专业含法语特色班，学生在校以法语为第一外语，部分基础课程以法语授课。

④上海中医药大学是“世界一流学科建设高校”。

所在地：上海市浦东新区

医学类本科专业及年度毕业生数：基础医学、预防医学、食品卫生与营养学、☆中医学、☆针灸推拿学、中医学（5+3）、中西医临床医学、药学、☆中药学、康复治疗学、听力与言语康复学、康复物理治疗、康复作业治疗、护理学。2017年毕业医学类专业本科生837人，其中中医学专业176人。

通过认证的专业及首次认证时间：中医学（2008年）、中药学（2017年）

医学类博士/硕士学位授权一级学科：中医学、中西医结合、中药学、医学技术

专业学位类别：公共卫生硕士、护理硕士、中药学硕士、中医博士/硕士

直属附属医院：▲上海中医药大学附属龙华医院、▲上海中医药大学附属曙光医院、▲上海中医药大学附属岳阳中西医结合医院

历史沿革：上海中医药大学的前身是创办于1916年的上海中医专科学校；1956年成立上海中医学院；1993年更现名；2000年，上海医学高等专科学校并入（1985年，上海奉贤医学专科学校成立，1992年更名为上海医学高等专科学校）。

近两届国家级教学成果奖获奖项目：

文化引领，追求卓越——医学院校教师教学发展中心的探索与实践（2014年，一等奖）

“传承与发展并重，特色与引领并举”——我国推拿学教育体系的创立与改革实践（2018年，一等奖）

网址：http：//www.shutcm.edu.cn

同济大学（医科）[①]

成立时间：1958年

所在地：上海市杨浦区

医学类本科专业及年度毕业生数：临床医学、临床医学（5+3）、口腔医学、康复治疗学、护理学。2017年毕业医学类专业本科生84人，其中临床医学专业55人。

通过认证的专业及首次认证时间：临床医学（2017年）

医学类博士/硕士学位授权一级学科：基础医学、临床医学、口腔医学、公共卫生与预防医学、药学

专业学位类别：临床医学博士/硕士、口腔医学博士/硕士、护理硕士

直属附属医院：▲同济大学附属同济医院（上海市同济医院）、▲同济大学附属口腔医院[②]

---

①同济大学是“世界一流大学建设高校”。

②同济大学的另一重要临床教学基地是上海市第十人民医院，该院曾是上海铁道医学院的直属附属医院，目前与同济大学医学院有紧密的合作关系。

历史沿革：1907 年成立的德文医学堂是同济医学专业的开端。由于 20 世纪 50 年代的调整，同济大学医学院整体迁往武汉，使同济大学在较长时间内没有医科专业。现在同济大学医学院的前身是成立于 1958 年的上海铁道医学院。1995 年，上海铁道医学院与上海铁道学院合并组建上海铁道大学。2000 年 4 月，同济大学与上海铁道大学合并，在原上海铁道大学医学院的基础上成立了同济大学医学院和同济大学口腔医学院。

近两届国家级教学成果奖获奖项目：（暂无）

网址：http：//www.tongji.edu.cn

海军军医大学（第二军医大学）[①]

成立时间：1949 年

所在地：上海市杨浦区

医学类本科专业：临床医学、麻醉学、精神医学、临床医学（八年制）[②]、医学影像学、预防医学、中医学、中医学（八年制）、药学、中药学、护理学。

通过认证的专业及首次认证时间：（暂无）

医学类博士/硕士学位授权一级学科：基础医学、临床医学、口腔医学、公共卫生与预防医学、中医学、中西医结合、药学、中药学、特种医学、护理学

专业学位类别：临床医学博士/硕士、口腔医学硕士、公共卫生硕士、护理硕士、药学硕士、中药学硕士

直属附属医院：▲第二军医大学附属长海医院、▲上海长征医院（第二军医大学第二附属医院）、东方肝胆外科医院（第二军医大学第三附属医院）

历史沿革：第二军医大学创建于 1949 年 9 月，时称华东军区人民医学院；1950 年改称上海军医大学；1951 年 7 月更名为第二军医大学；2015 年由原总后勤部转隶中央军委训练管理部；2017 年转隶海军，组建海军军医大学，对外仍称第二军医大学。

近两届国家级教学成果奖获奖项目：

新军事变革条件下野战救护人才培养体系的构建与实践（2014 年，二等奖）

全军一体化卫勤模拟训练体系构建及其应用研究（2014 年，二等奖）

网址：http：//www.smmu.edu.cn

上海健康医学院

成立时间：2015 年

---

①第二军医大学是“世界一流学科建设高校”。

②该校临床医学八年制和中医学八年制专业学生入学后前两年在复旦大学培养。

所在地：上海市浦东新区

医学类本科专业及年度毕业生数：临床医学、药学、医学检验技术、医学影像技术、康复治疗学、卫生检验与检疫、康复物理治疗、护理学。2017年暂无本科毕业生。

通过认证的专业及首次认证时间：（暂无）

医学类博士/硕士学位授权一级学科：（暂无）

专业学位类别：（暂无）

直属附属医院：上海市第六人民医院东院

历史沿革：2015年，上海市委市政府决定，整合上海医药高等专科学校（前身为建立于1999年的上海第二医科大学卫生技术学院，2006年独立设置为上海医药高等专科学校）、上海医疗器械高等专科学校（成立于1960年）、上海健康职业技术学院（前身是创建于1957年的上海职工医学院）相关办学资源，组建上海健康医学院。

近两届国家级教学成果奖获奖项目：

借鉴发达国家标准，培养国际水平护理人才的实践创新（2014年，一等奖，完成单位是上海医药高等专科学校）

国际化高职临床工程技术人才培养的探索与实践（2014年，二等奖，完成单位是上海医疗器械高等专科学校）

网址：http：//www.sumhs.edu.cn

江 苏 省

南京医科大学[①]

成立时间：1934 年

所在地：江苏省南京市

医学类本科专业及年度毕业生数：基础医学、☆临床医学、医学影像学、眼视光医学、精神医学、儿科学、临床医学（5+3）、☆口腔医学、☆预防医学、药学、临床药学、法医学、医学检验技术、医学影像技术、眼视光学、☆康复治疗学、卫生检验与检疫、☆护理学。2017 年毕业医学类专业本科生 1119 人，其中临床医学专业 359 人。

通过认证的专业及首次认证时间：口腔医学（2012 年）、临床医学（2016 年）

医学类博士/硕士学位授权一级学科：基础医学、临床医学、口腔医学、公共卫生与预防医学、中西医结合、药学、特种医学、护理学

专业学位类别：临床医学博士/硕士、口腔医学博士/硕士、公共卫生硕士、护理硕士、药学硕士

直属附属医院：▲南京医科大学第一附属医院（江苏省人民医院）、▲南京医科大学第二附属医院、▲南京医科大学附属口腔医院（江苏省口腔医院）、南京医科大学附属逸夫医院

历史沿革：1934 年，江苏省立医政学院在省会镇江成立；抗日战争爆发后，学校内迁；1938 年，在湖南与南通学院医科合并，组建国立江苏医学院；1939 年，学校迁至重庆北碚；1946 年，学校从重庆迁回镇江；1949 年春，由镇江市人民政府接管，更名为江苏医学院；1957 年，学校由镇江迁至南京，更名为南京医学院；1993 年，更名为南京医科大学。

近两届国家级教学成果奖获奖项目：

公共卫生与预防医学“三位一体”人才培养模式创新与实践（2014 年，二等奖）

以胜任力为导向创新实践教学模式，培养应用型口腔医学人才（2018 年，二等奖）

信息技术与医学教育深度融合的创新实践（2018 年，二等奖）

网址：http：//www.njmu.edu.cn

①南京医科大学是江苏省人民政府、国家卫生健康委员会和教育部共建的医学院校。

南京中医药大学[1]

成立时间：1954 年

所在地：江苏省南京市

医学类本科专业及年度毕业生数：临床医学、食品卫生与营养学、☆中医学、☆针灸推拿学、中医学（5+3）、中医养生学、中医儿科学、中医康复学、中西医临床医学、药学、药物制剂、药事管理、☆中药学、☆中药资源与开发、中药制药、眼视光学、康复治疗学、☆护理学。2017 年毕业医学类专业本科生 1807 人，其中中医学专业 386 人，暂无临床医学专业毕业生。

通过认证的专业及首次认证时间：中医学（2015 年）、护理学（2012 年）、中药学（2015 年）

医学类博士/硕士学位授权一级学科：基础医学、临床医学、中医学、中西医结合、药学、中药学、护理学

专业学位类别：护理硕士、药学硕士、中药学硕士、中医博士/硕士

直属附属医院：▲南京中医药大学附属医院（江苏省中医院）

历史沿革：南京中医药大学的前身是创建于 1954 年的江苏中医进修学校；1956 年更名为江苏省中医学校；1958 年扩建为南京中医学院。1970 年 4 月，南京中医学院和南京医学院合并成立江苏新医学院。1978 年 3 月，江苏新医学院撤销，恢复成立南京中医学院。1995 年 2 月，南京中医学院更名为南京中医药大学。

近两届国家级教学成果奖获奖项目：

传承与创新：彰显中医文化特质的院校教育模式的探索与实践（2014 年，二等奖）

医教协同，“三融通”中医临床教学体系创新与实践（2018 年，二等奖）

网址：http：//www.njutcm.edu.cn

南京大学（医科）[2]

成立时间：1987 年

所在地：江苏省南京市

医学类本科专业：基础医学、☆临床医学（5+3）、口腔医学。

通过认证的专业及首次认证时间：口腔医学（2014 年）

医学类博士/硕士学位授权一级学科：基础医学、临床医学、口腔医学、药学

专业学位类别：临床医学硕士、口腔医学硕士、护理硕士

---

①南京中医药大学是“世界一流学科建设高校”。

②南京大学是“世界一流大学建设高校”。医科相关学院有医学院、生命科学学院。

直属附属医院：▲南京大学医学院附属鼓楼医院[①]、南京大学医学院附属口腔医院

历史沿革：1935 年，中央大学增设医学院；1950 年，改名为南京大学医学院；1951 年，划归部队系统；1954 年，迁至西安并入第四军医大学。1987 年，南京大学重建医学院，并于当年开始招收七年制医学生。

近两届国家级教学成果奖获奖项目：（暂无）

网址：https：//www.nju.edu.cn

东南大学（医科）[②]

成立时间：1958 年

所在地：江苏省南京市

医学类本科专业及年度毕业生数：临床医学、☆医学影像学、临床医学（5+3）、预防医学、医学检验技术、护理学。2017 年毕业医学类专业本科生 309 人，其中临床医学专业 174 人。

通过认证的专业及首次认证时间：临床医学（2016 年）

医学类博士/硕士学位授权一级学科：基础医学、临床医学、公共卫生与预防医学、护理学

专业学位类别：临床医学博士/硕士、公共卫生硕士、护理硕士

直属附属医院：▲东南大学附属中大医院

历史沿革：1952 年，南京大学医学院改为中国人民解放军第五军医大学。1954 年，第五军医大学迁西安与第四军医大学合并，留下的部分教师、医师和设备，与中国人民解放军第五、第六、第七军医中学合并，在南京大学医学院原址成立中国人民解放军第六军医学校。1958 年 9 月，第六军医学校改建为南京铁道医学院，为铁道部部属高等学校之一。2000 年 4 月，南京铁道医学院并入东南大学。

近两届国家级教学成果奖获奖项目：

以提升执业能力为核心的医学影像学人才培养研究与实践（2014 年，二等奖）

网址：http：//www.seu.edu.cn

苏州大学医学部[③]

成立时间：1957 年

---

①南京大学医学院附属鼓楼医院由南京市人民政府与南京大学共建。

②东南大学是“世界一流大学建设高校”。医科相关学院有医学院、公共卫生学院。

③苏州大学是“世界一流学科建设高校”。

所在地：江苏省苏州市

医学类本科专业及年度毕业生数：临床医学、医学影像学、☆放射医学、临床医学（5+3）、口腔医学、预防医学、药学、中药学、法医学、医学检验技术、护理学。2017年毕业医学类专业本科生812人，其中临床医学专业302人。

通过认证的专业及首次认证时间：护理学（2014年）、临床医学（2016年）

医学类博士/硕士学位授权一级学科：基础医学、临床医学、公共卫生与预防医学、药学、特种医学、护理学

专业学位类别：临床医学博士/硕士、公共卫生硕士、护理硕士、药学硕士

直属附属医院：▲苏州大学附属第一医院、▲苏州大学附属第二医院（核工业总医院）、▲苏州大学附属儿童医院

历史沿革：1912年，张謇及其兄张詧创办私立南通医学专门学校；1927年改为私立南通医科大学。1928年，南通的农、纺、医三所大学合并为私立南通大学；1930年改为南通学院。抗日战争爆发后，南通学院西迁湖南。1938年，南通学院医科与江苏省立医政学院在湖南合并组建国立江苏医学院。1946年，南通学院本部迁返南通，同时恢复医科。1952年，南通学院医科改建为公立医学院，定名苏北医学院；1956年改名为南通医学院。1957年3月，南通医学院迁往苏州，改名为苏州医学院；2000年4月，并入苏州大学。2008年1月，苏州大学整合医学、生命科学等相关学科，组成苏州大学医学部。

近两届国家级教学成果奖获奖项目：

能力导向、融通整合、立足转化——地方综合大学医学人才培养体系构建研究和实践（2018年，二等奖）

网址：http：//medical.suda.edu.cn

南通大学（医科）[①]

成立时间：1958年

所在地：江苏省南通市

医学类本科专业及年度毕业生数：☆临床医学、医学影像学、儿科学、口腔医学、☆预防医学、药学、药物制剂、医学检验技术、康复治疗学、护理学。2017年毕业医学类专业本科生852人，其中临床医学专业294人。

通过认证的专业及首次认证时间：护理学（2015年）、临床医学（2016年）

医学类博士/硕士学位授权一级学科：基础医学、临床医学、公共卫生与预防医学、药学、特种医学、医学技术

专业学位类别：临床医学硕士、口腔医学硕士、公共卫生硕士、护理硕士、

①南通大学医科相关学院有医学院、公共卫生学院、药学院、护理学院、特种医学研究院。

药学硕士

直属附属医院：▲南通大学附属医院

历史沿革：1957年，南通医学院迁往苏州，改名为苏州医学院；同时，留在南通的部分成立苏州医学院南通分部；1958年，南通分部恢复原校名南通医学院。2004年，南通医学院并入南通大学。

近两届国家级教学成果奖获奖项目：（暂无）

网址：http：//www.ntu.edu.cn

徐州医科大学

成立时间：1958年

所在地：江苏省徐州市

医学类本科专业及年度毕业生数：☆临床医学、☆麻醉学、☆医学影像学、眼视光医学、口腔医学、预防医学、食品卫生与营养学、☆药学、药物制剂、临床药学、医学检验技术、医学影像技术、眼视光学、康复治疗学、口腔医学技术、护理学。2017年毕业医学类专业本科生2479人，其中临床医学专业770人。

通过认证的专业及首次认证时间：临床医学（2015年）、护理学（2011年）

医学类博士/硕士学位授权一级学科：基础医学、临床医学、公共卫生与预防医学、药学、医学技术

专业学位类别：临床医学硕士、口腔医学硕士、公共卫生硕士、护理硕士、药学硕士

直属附属医院：▲徐州医科大学附属医院、徐州医科大学附属第三医院、徐州医科大学附属口腔医院

历史沿革：徐州医科大学的前身是1958年建立的南京医学院徐州分院；1959年，新海连医学专科学校并入；1960年，正式定名为徐州医学院；2000年，徐州卫生学校并入徐州医学院；2016年，更名为徐州医科大学。

近两届国家级教学成果奖获奖项目：

新世纪麻醉学人才培养模式的创新与实践（2014年，二等奖）

网址：http：//www.xzhmu.edu.cn

江苏大学（医科）[①]

成立时间：1951年

所在地：江苏省镇江市

---

①江苏大学医科相关学院有医学院、药学院。

医学类本科专业及年度毕业生数：临床医学、医学影像学、药学、药物制剂、☆医学检验技术、卫生检验与检疫、护理学。2017年毕业医学类专业本科生784人，其中临床医学专业332人。

通过认证的专业及首次认证时间：临床医学（2017年）

医学类博士/硕士学位授权一级学科：基础医学、临床医学、药学、中药学

专业学位类别：临床医学硕士、护理硕士

直属附属医院：▲江苏大学附属医院

历史沿革：江苏大学医科的历史可追溯到1951年创建的南京医士学校。1957年，南京医士学校迁址镇江，改名江苏省镇江医士学校。1958年，经江苏省人民委员会批准建立镇江医学专科学校；1962年9月，改建为江苏省卫生干部进修学校；1980年5月，改名为镇江医学专科学校；1984年6月升格为镇江医学院；2001年，与原江苏理工大学、镇江师范专科学校合并成立江苏大学。

近两届国家级教学成果奖获奖项目：（暂无）

网址：http：//www.ujs.edu.cn

扬州大学（医科）①

成立时间：1979年

所在地：江苏省扬州市

医学类本科专业及年度毕业生数：临床医学、食品卫生与营养学、中西医临床医学、药学、医学检验技术、护理学。2017年毕业医学类专业本科生503人，其中临床医学专业294人。

通过认证的专业及首次认证时间：临床医学（2017年）

医学类博士/硕士学位授权一级学科：基础医学、临床医学、公共卫生与预防医学、中西医结合、药学、中药学、护理学

专业学位类别：临床医学硕士、护理硕士、中药学硕士、中医硕士

直属附属医院：▲扬州大学附属医院（扬州市第一人民医院）

历史沿革：1958年1月，扬州卫生学校成立；1976年，扩建为江苏省新医学院扬州分院；1979年，改建为扬州医学专科学校；1984年，升格为扬州医学院。1992年，扬州医学院与扬州师范学院、江苏农学院、扬州工学院、江苏水利工程专科学校、江苏商业专科学校联合组建扬州大学。

近两届国家级教学成果奖获奖项目：（暂无）

网址：http：//www.yzu.edu.cn

---

①扬州大学医科相关学院有医学院、护理学院。

江南大学（医科）①

成立时间： 2012 年

所在地： 江苏省无锡市

医学类本科专业及年度毕业生数： 临床医学、药学、护理学。2017 年毕业医学类专业本科生 81 人，其中临床医学专业 30 人。

通过认证的专业及首次认证时间：（暂无）

医学类博士/硕士学位授权一级学科： 公共卫生与预防医学、药学、护理学

专业学位类别： 护理硕士

直属附属医院： ▲江南大学附属医院（无锡市第四人民医院）

历史沿革： 原江南学院于 1985 年开始医疗专科招生。2001 年，无锡轻工大学、江南学院、无锡教育学院合并组建江南大学，原江南学院医疗系只保留了护理学本科专业。2012 年，无锡市政府与江南大学共建江南大学无锡医学院。

近两届国家级教学成果奖获奖项目：（暂无）

网址： http：//www.jiangnan.edu.cn/

南京医科大学康达学院

南京医科大学康达学院创建于 1999 年；2005 年，获教育部确认为独立学院。2011 年，南京医科大学和连云港市政府签署合作办学协议。2013 年 9 月，南京医科大学康达学院从南京迁址连云港办学。目前设置的医学类本科专业有临床医学、预防医学、药学、药物制剂、医学检验技术、医学影像技术、眼视光学、康复治疗学、护理学。2017 年毕业医学类专业本科生 1178 人，其中临床医学专业 217 人。学院位于江苏省连云港市，网址是 http：//kdc.njmu.edu.cn。

南通大学杏林学院医学部

南通大学杏林学院的前身是 1999 年成立的南通医学院杏林学院，2004 年更名为南通大学杏林学院；2005 年经教育部批准转办为独立学院。目前设置的医学类本科专业有临床医学、药学、医学检验技术、医学实验技术、医学影像技术、卫生检验与检疫、护理学。2017 年毕业医学类专业本科生 649 人，其中临床医学专业 407 人。学院位于江苏省南通市，网址是 http：//xlxy.ntu.edu.cn。

南京中医药大学翰林学院

南京中医药大学翰林学院于 2002 年 3 月经江苏省教育厅批准成立；2005 年

---

①江南大学是“世界一流学科建设高校”。江南大学医科相关学院有江南大学无锡医学院、江南大学药学院。

被教育部确认为独立学院；2010 年迁至江苏省泰州市办学。目前设置的医学类本科专业有中医学、针灸推拿学、中西医临床医学、药学、药物制剂、药事管理、中药学、中药资源与开发、康复治疗学、护理学。2017 年毕业医学类专业本科生 751 人，其中中医学专业 145 人。学院位于江苏省泰州市，网址是 http：//www.hlxy.edu.cn。

浙　江　省

浙江大学（医科）[①]

成立时间：1912 年

所在地：浙江省杭州市

医学类本科专业及年度毕业生数：基础医学、生物医学[②]、☆临床医学、临床医学（八年制）、临床医学（5+3）、口腔医学（5+3）、预防医学、药学、中药学、药物制剂。2017 年毕业医学类专业本科生 347 人，其中临床医学专业 198 人。

通过认证的专业及首次认证时间：（暂无）

医学类博士/硕士学位授权一级学科：基础医学、临床医学、口腔医学、公共卫生与预防医学、药学、护理学

专业学位类别：临床医学博士/硕士、口腔医学博士/硕士、公共卫生硕士、药学硕士

直属附属医院：▲浙江大学医学院附属第一医院、▲浙江大学医学院附属第二医院、▲浙江大学医学院附属邵逸夫医院、▲浙江大学医学院附属妇产科医学、▲浙江大学医学院附属儿童医院、▲浙江大学医学院附属口腔医院、浙江大学医学院附属第四医院[③]

历史沿革：1912 年 6 月，浙江医学专门学校成立；1913 年，更名为浙江公立医药专门学校；1927 年 8 月，改名为浙江省立医药专门学校；1931 年 8 月，更名为浙江省立医药专科学校；1947 年，升格为浙江省立医学院；1952 年 2 月，与国立浙江大学医学院（1945 年创设）合并，定名为浙江医学院；1960 年 4 月更名为浙江医科大学；1998 年，与浙江大学、杭州大学、浙江农业大学合并成立新的浙江大学。1999 年，浙江大学分别成立医学院和药学院。

近两届国家级教学成果奖获奖项目：

激发学习动力，全面创新临床医学课程体系的探索与实践（2018 年，二等奖）

网址：http：//www.zju.edu.cn

---

①浙江大学是“世界一流大学建设高校”。浙江大学医科相关学院有医学院、药学院；另外，浙江大学设立医药学部，在医药学科领域发挥学术规划、咨询、评议和协调的作用。

②该专业系浙江大学与英国爱丁堡大学联合办学，办学地点在浙江大学海宁国际校区。

③浙江大学医学院附属第四医院位于浙江省义乌市，由义乌市政府全额投资，与浙江大学合作共建，浙江大学负责管理。

温州医科大学[①]

成立时间：1958 年

所在地：浙江省温州市

医学类本科专业及年度毕业生数：基础医学、☆临床医学、麻醉学、医学影像学、☆眼视光医学、精神医学、儿科学、临床医学（5+3）、口腔医学、预防医学、中医学、☆药学、临床药学、中药学、☆医学检验技术、康复治疗学、卫生检验与检疫、护理学、助产学。2017 年毕业医学类专业本科生 2186 人，其中临床医学专业 833 人，中医学专业 30 人。

通过认证的专业及首次认证时间：临床医学（2013 年）、口腔医学（2012 年）、护理学（2016 年）、药学（2016 年）

医学类博士/硕士学位授权一级学科：基础医学、临床医学、<u>口腔医学</u>、<u>公共卫生与预防医学</u>、<u>中西医结合</u>、药学、<u>中药学</u>、<u>医学技术</u>、<u>护理学</u>

专业学位类别：临床医学博士/硕士、口腔医学硕士、公共卫生硕士、护理硕士、药学硕士

直属附属医院：▲温州医科大学附属第一医院、▲温州医科大学附属第二医院（育英儿童医院）、▲温州医科大学附属眼视光医院、温州医科大学附属口腔医院

历史沿革：1958 年 8 月，浙江医学院从杭州分迁至温州建立温州医学院；2013 年更名为温州医科大学。

近两届国家级教学成果奖获奖项目：

创立眼视光医学专业，创新实践推广三十年（2018 年，二等奖）

网址：http：//www.wmu.edu.cn

浙江中医药大学

成立时间：1953 年

所在地：浙江省杭州市

医学类本科专业及年度毕业生数：临床医学、医学影像学、儿科学、口腔医学、预防医学、☆中医学、☆针灸推拿学、中医学（5+3）、中西医临床医学、药学、药物制剂、☆中药学、中草药栽培与鉴定、医学检验技术、医学实验技术、医学影像技术、康复治疗学、卫生检验与检疫、☆听力与言语康复学、☆护理学、助产学。2017 年毕业医学类专业本科生 1143 人，其中临床医学专业 221 人，中医学专业 155 人。

---

①温州医科大学是浙江省人民政府、国家卫生健康委员会和教育部共建的医学院校。

通过认证的专业及首次认证时间：临床医学（2013 年）、中医学（2010 年）、中药学（2011 年）

医学类博士/硕士学位授权一级学科：基础医学、临床医学、中医学、中西医结合、药学、中药学、医学技术、护理学

专业学位类别：临床医学硕士、口腔医学硕士、公共卫生硕士、护理硕士、中医博士/硕士

直属附属医院：▲浙江中医药大学附属第一医院（浙江省中医院）、▲浙江中医药大学附属第二医院（浙江省新华医院）、▲浙江中医药大学附属第三医院

历史沿革：浙江中医药大学的前身是 1953 年 7 月创办的浙江省中医进修学校；1959 年 6 月，成立浙江中医学院；1960 年、1970 年两度并入浙江医科大学；1974 年 9 月恢复浙江中医学院；2006 年 2 月，更名为浙江中医药大学。

近两届国家级教学成果奖获奖项目：（暂无）

网址：http：//www.zcmu.edu.cn

宁波大学医学院[①]

成立时间：1998 年

所在地：浙江省宁波市

医学类本科专业及年度毕业生数：临床医学、预防医学、海洋药学[②]。2017 年毕业医学类专业本科生 206 人，其中临床医学专业 143 人。

通过认证的专业及首次认证时间：临床医学（2015 年）

医学类博士/硕士学位授权一级学科：临床医学、公共卫生与预防医学

专业学位类别：临床医学硕士

直属附属医院：▲宁波大学医学院附属医院

历史沿革：宁波大学医学院创建于 1998 年，由香港著名医学家汤于翰博士发起捐资并兼任名誉院长。

近两届国家级教学成果奖获奖项目：（暂无）

网址：http：//yxy.nbu.edu.cn

杭州师范大学医学院

成立时间：1979 年

所在地：浙江省杭州市

医学类本科专业及年度毕业生数：临床医学、口腔医学、预防医学、药学、

---

①宁波大学是“世界一流学科建设高校”。

②宁波大学海洋药学专业设在该校海洋学院。

护理学。2017 年毕业医学类专业本科生 462 人，其中临床医学专业 217 人。

通过认证的专业及首次认证时间：临床医学（2013 年）

医学类博士/硕士学位授权一级学科：公共卫生与预防医学、护理学

专业学位类别：临床医学硕士、口腔医学硕士、公共卫生硕士、护理硕士、药学硕士

直属附属医院：▲杭州师范大学附属医院（杭州市第二人民医院）

历史沿革：杭州师范大学医学院的前身是创办于 1979 年的浙江医科大学杭州分校，1994 年成立杭州医学高等专科学校，2001 年并入杭州师范学院；2007 年，杭州师范学院更名为杭州师范大学；2013 年，组建医学院。

近两届国家级教学成果奖获奖项目：（暂无）

网址：http：//yxy.hznu.edu.cn

嘉兴学院医学院

成立时间：2000 年

所在地：浙江省嘉兴市

医学类本科专业及年度毕业生数：临床医学、药学、护理学。2017 年毕业医学类专业本科生 280 人，其中临床医学专业 117 人。

通过认证的专业及首次认证时间：临床医学（2012 年）

医学类博士/硕士学位授权一级学科：（暂无）

专业学位类别：（暂无）

直属附属医院：（暂无）①

历史沿革：嘉兴学院医学院的前身是成立于 1951 年的浙江省立嘉兴医院卫生技术学校，后又经历浙江省嘉兴医士学校、浙江省立嘉兴医学专科学校、嘉兴医学院、浙江省嘉兴卫生学校、嘉兴地区卫生学校、浙江省嘉兴卫生学校等发展阶段，2000 年并入嘉兴学院，成立嘉兴学院医学院。

近两届国家级教学成果奖获奖项目：（暂无）

网址：http：//medicine.zjxu.edu.cn

湖州师范学院（医科）②

成立时间：2000 年

所在地：浙江省湖州市

---

①嘉兴学院医学院目前主要实践教学基地是嘉兴第一医院、第二医院和妇幼保健院。

②湖州师范学院医科相关学院有医学院、护理学院。

医学类本科专业及年度毕业生数：临床医学、口腔医学、护理学。2017 年毕业医学类专业本科生 372 人，其中临床医学专业 271 人。

通过认证的专业及首次认证时间：（暂无）

医学类博士/硕士学位授权一级学科：（暂无）

专业学位类别：护理硕士

直属附属医院：▲湖州师范学院附属第一医院（湖州市第一人民医院）、湖州师范学院附属口腔医院

历史沿革：湖州师范学院医学院的前身是始建于 1958 年的湖州卫生学校。2000 年，湖州卫生学校并入湖州师范学院组建医学院。

近两届国家级教学成果奖获奖项目：（暂无）

网址：http：//yxy.zjhu.edu.cn

绍兴文理学院医学院

成立时间：2000 年

所在地：浙江省绍兴市

医学类本科专业及年度毕业生数：临床医学、药学①、医学检验技术、医学影像技术、康复治疗学、护理学。2017 年毕业医学类专业本科生 326 人，其中临床医学专业 123 人。

通过认证的专业及首次认证时间：临床医学（2015 年）

医学类博士/硕士学位授权一级学科：（暂无）

专业学位类别：临床医学硕士

直属附属医院：绍兴文理学院附属医院

历史沿革：2000 年，成立于 1952 年的绍兴卫生学校并入绍兴文理学院，组建绍兴文理学院医学院；2005 年开始招收临床医学专业本科生。

近两届国家级教学成果奖获奖项目：（暂无）

网址：http：//medical.usx.edu.cn

杭州医学院

成立时间：1925 年

所在地：浙江省杭州市

医学类本科专业及年度毕业生数：临床医学、医学影像学、儿科学、预防医学、药学、医学检验技术、医学影像技术、康复治疗学、卫生检验与检疫、护理

---

①药学专业设在绍兴文理学院化学化工学院。

学、助产学。暂无本科毕业生。

通过认证的专业及首次认证时间：（暂无）

医学类博士/硕士学位授权一级学科：（暂无）

专业学位类别：（暂无）

直属附属医院：▲浙江省人民医院

历史沿革：杭州医学院的前身为创建于1925年的浙江省立女子产科学校，先后改建为浙江省立杭州高级医事职业学校、杭州卫生学校、浙江省卫生学校。2004年，经教育部批准在浙江卫生学校的基础上建立浙江医学高等专科学校；2016年，升格更名为杭州医学院。

近两届国家级教学成果奖获奖项目：（暂无）

网址：http：//www.hmc.edu.cn

台州学院医学院

成立时间：2003年

所在地：浙江省台州市

医学类本科专业及年度毕业生数：临床医学、医学检验技术、康复治疗学、护理学。2017年毕业医学类专业本科生424人，其中临床医学专业133人。

通过认证的专业及首次认证时间：临床医学（2017年）

医学类博士/硕士学位授权一级学科：（暂无）

专业学位类别：（暂无）

直属附属医院：台州市中心医院（台州学院附属医院）

历史沿革：台州学院医学院的前身是成立于1951年的台州卫生学校；2003年，并入台州学院，并以此为基础组建台州学院医学院。

近两届国家级教学成果奖获奖项目：（暂无）

网址：http：//www.yxy.tzc.edu.cn

丽水学院医学与健康学院

成立时间：2007年

所在地：浙江省丽水市

医学类本科专业及年度毕业生数：临床医学、口腔医学、康复治疗学、护理学。2017年毕业医学类专业本科生126人，暂无临床医学专业本科毕业生。

通过认证的专业及首次认证时间：（暂无）

医学类博士/硕士学位授权一级学科：（暂无）

专业学位类别：（暂无）

直属附属医院：（暂无）

历史沿革：丽水学院医学与健康学院的前身为创建于 1965 年 5 月的浙江省丽水卫生学校；2007 年 3 月并入丽水学院组建丽水学院医学院；2014 年更为现名。

近两届国家级教学成果奖获奖项目：（暂无）

网址：http：//yxy.lsu.edu.cn

浙江大学城市学院医学院

浙江大学城市学院成立于 1999 年 7 月，由教育部和浙江省人民政府批准成立，由浙江大学、杭州市人民政府合作办学，并与浙江省电信实业集团共同发起创办；2003 年获教育部确认为独立学院。目前设置的医学类本科专业有临床医学、药学、护理学。2017 年毕业医学类专业本科生 315 人，其中临床医学专业 132 人。学院位于浙江省杭州市，网址是 http：//www.zucc.edu.cn。

温州医科大学仁济学院

温州医科大学仁济学院于 1999 年经浙江省人民政府批准设立，2004 年经教育部确认为独立学院。目前设置的医学类本科专业有临床医学、麻醉学、口腔医学、中医学、药学、中药学、法医学、医学检验技术、医学影像技术、康复治疗学、护理学。2017 年毕业医学类专业本科生 1109 人，其中临床医学专业 474 人。学院位于浙江省温州市，网址是 http：//rjxy.wmu.edu.cn。

浙江中医药大学滨江学院

浙江中医药大学滨江学院成立于 2000 年，2004 年获教育部确认为独立学院。目前设置的医学类本科专业有临床医学、口腔医学、中医学、针灸推拿学、药学、药物制剂、中药学、康复治疗学、听力与言语康复学、护理学。2017 年毕业医学类专业本科生 709 人，其中临床医学专业 146 人，中医学专业 64 人。学院位于浙江省杭州市，网址是 http：//bjxy.zcmu.edu.cn。

杭州师范大学钱江学院（医科）

杭州师范大学钱江学院成立于 1999 年 7 月，2004 年获教育部确认为独立学院。目前设置的医学类本科专业有临床医学、护理学。学院位于浙江省杭州市，网址是 http：//qjxy.hznu.edu.cn。

嘉兴学院南湖学院医学系

嘉兴学院南湖学院于 2003 年经浙江省人民政府批准建立，2004 年获教育部确认为独立学院。目前设置的医学类本科专业有临床医学、护理学。2017 年毕业医学类专业本科生 101 人，其中临床医学专业 101 人。学院位于浙江省嘉兴市，网址是 http：//nhxy.zjxu.edu.cn。

宁波大学科学技术学院生命医学学院

宁波大学科学技术学院于 1999 年经浙江省政府批准成立，2004 年经教育部确认为独立学院。目前设置的医学类本科专业有临床医学。2017 年毕业医学类专业本科生 91 人，其中临床医学专业 91 人。学院位于浙江省宁波市，网址是 http：//sm.ndky.edu.cn。

安 徽 省

安徽医科大学[①]

成立时间：1926 年

所在地：安徽省合肥市

医学类本科专业及年度毕业生数：基础医学、☆临床医学、麻醉学、医学影像学、眼视光医学、精神医学、儿科学、临床医学（5+3）、口腔医学、☆预防医学、妇幼保健医学、☆药学、临床药学、中药学、医学检验技术、康复治疗学、卫生检验与检疫、护理学。2017 年毕业医学类专业本科生 1882 人，其中临床医学专业 669 人。

通过认证的专业及首次认证时间：口腔医学（2012 年）

医学类博士/硕士学位授权一级学科：基础医学、临床医学、口腔医学、公共卫生与预防医学、中西医结合、药学、中药学、特种医学、医学技术、护理学

专业学位类别：临床医学博士/硕士、口腔医学硕士、公共卫生硕士、护理硕士、药学硕士、中药学硕士

直属附属医院：▲安徽医科大学第一附属医院、▲安徽医科大学第二附属医院、安徽医科大学第四附属医院、▲安徽医科大学附属巢湖医院、安徽医科大学附属口腔医院、安徽医科大学附属阜阳医院

历史沿革：安徽医科大学的前身是 1926 年创建于上海的私立东南医科大学；1930 年改称东南医学院；1949 年年底内迁安徽怀远；1951 年由私立改为公立；1952 年迁至安徽省省会合肥，更名为安徽医学院；1996 年 6 月，更为现名。

近两届国家级教学成果奖获奖项目：（暂无）

网址：http：//www.ahmu.edu.cn

安徽中医药大学

成立时间：1959 年

所在地：安徽省合肥市

医学类本科专业及年度毕业生数：☆中医学、☆针灸推拿学、中医学（5+3）、中医儿科学、☆中西医临床医学、☆药学、药物制剂、药物分析、☆中药学、中药资源与开发、康复治疗学、护理学。2017 年毕业医学类专业本科生 1710 人，

---

①安徽医科大学是安徽省人民政府、国家卫生健康委员会和教育部共建的医学院校。

其中中医学专业271人。

通过认证的专业及首次认证时间：中医学（2009年）、中药学（2016年）

医学类博士/硕士学位授权一级学科：中医学、中西医结合、药学、中药学

专业学位类别：护理硕士、药学硕士、中药学硕士、中医硕士

直属附属医院：▲安徽中医药大学第一附属医院（安徽省中医院）、安徽中医药大学第二附属医院（安徽省针灸医院）、安徽中医药大学第三附属医院（安徽省中西医结合医院）

历史沿革：1959年，安徽中医学院成立。1963年，安徽中医学院和合肥医学专科学校合并；1970年，并入安徽医学院；1975年，安徽中医学院恢复独立设置。2000年，安徽省医药学校并入安徽中医学院。2013年，安徽中医学院更名为安徽中医药大学。

近两届国家级教学成果奖获奖项目：

院校-师承-地域医学教育相结合，培养新安医学特色的中医学人才研究与实践（2014年，二等奖）

网址：http：//www.ahtcm.edu.cn

蚌埠医学院

成立时间：1958年

所在地：安徽省蚌埠市

医学类本科专业及年度毕业生数：临床医学、麻醉学、医学影像学、精神医学、口腔医学、预防医学、食品卫生与营养学、药学、药物分析、☆医学检验技术、医学影像技术、康复治疗学、卫生检验与检疫、护理学。2017年毕业医学类专业本科生2903人，其中临床医学专业1085人。

通过认证的专业及首次认证时间：临床医学（2017年）

医学类博士/硕士学位授权一级学科：基础医学、临床医学、药学、医学技术、护理学

专业学位类别：临床医学硕士、口腔医学硕士、公共卫生硕士、护理硕士、药学硕士

直属附属医院：▲蚌埠医学院第一附属医院、▲蚌埠医学院第二附属医院

历史沿革：蚌埠医学院创建于1958年7月，由上海第二医学院和安徽医学院援建而成；1968年8月，改称蚌埠反修医学院；1970年，改建为安徽医学院蚌埠分院；1974年6月，恢复独立建制，定名为蚌埠医学院。

近两届国家级教学成果奖获奖项目：（暂无）

网址：http：//www.bbmc.edu.cn

皖南医学院

成立时间：1958 年

所在地：安徽省芜湖市

医学类本科专业及年度毕业生数：基础医学、临床医学、麻醉学、医学影像学、口腔医学、预防医学、食品卫生与营养学、药学、药物制剂、临床药学、中药学、☆法医学、医学检验技术、医学影像技术、康复治疗学、口腔医学技术、卫生检验与检疫、护理学。2017 年毕业医学类专业本科生 3310 人，其中临床医学专业 739 人。

通过认证的专业及首次认证时间：（暂无）

医学类博士/硕士学位授权一级学科：基础医学、临床医学、公共卫生与预防医学

专业学位类别：临床医学硕士、口腔医学硕士、护理硕士、药学硕士

直属附属医院：▲皖南医学院弋矶山医院、皖南医学院第二附属医院

历史沿革：1958 年 10 月，芜湖医学专科学校创建；1971 年，改建为安徽医学院皖南分院；1974 年，析置为皖南医学院。

近两届国家级教学成果奖获奖项目：（暂无）

网址：http：//www.wnmc.edu.cn/

安徽理工大学医学院

成立时间：1985 年

所在地：安徽省淮南市

医学类本科专业及年度毕业生数：临床医学、预防医学、药学、医学检验技术、护理学。2017 年毕业医学类专业本科生 421 人，其中临床医学专业 216 人。

通过认证的专业及首次认证时间：（暂无）

医学类博士/硕士学位授权一级学科：基础医学、临床医学

专业学位类别：（暂无）

直属附属医院：安徽理工大学附属医院

历史沿革：安徽理工大学医学院的前身是煤炭工业部在 1985 年创办的华东煤炭医学专科学校，1986 年首次招生。1993 年，华东煤炭医学专科学校并入淮南矿业学院。1997 年，淮南矿业学院更名为淮南工业学院；2002 年，更名为安徽理工大学。

近两届国家级教学成果奖获奖项目：（暂无）

网址：http：//yxy.aust.edu.cn

安徽医科大学临床医学院

安徽医科大学临床医学院创建于 2003 年；现由安徽医科大学与安徽新华集团投资有限公司合作举办。目前设置的医学类本科专业有临床医学、药学、护理学。2017 年毕业医学类专业本科生 1212 人，其中临床医学专业 842 人。学院位于安徽省合肥市，网址是 http：//cc.ahmu.edu.cn。

福　建　省

福建医科大学

成立时间：1937 年

所在地：福建省福州市

医学类本科专业及年度毕业生数：基础医学、☆临床医学、麻醉学、医学影像学、眼视光医学、临床医学（5+3）、口腔医学、☆预防医学、☆药学、药物制剂、临床药学、药物分析、医学检验技术、医学实验技术、医学影像技术、眼视光学、康复治疗学、卫生检验与检疫、☆护理学、助产学。2017 年毕业医学类专业本科生 2114 人，其中临床医学专业 738 人。

通过认证的专业及首次认证时间：口腔医学（2015 年）、临床医学（2017 年）、护理学（2017 年）

医学类博士/硕士学位授权一级学科：基础医学、临床医学、口腔医学、公共卫生与预防医学、中西医结合、药学、医学技术、护理学

专业学位类别：临床医学博士/硕士、口腔医学博士/硕士、公共卫生硕士、护理硕士、药学硕士

直属附属医院：▲福建医科大学附属协和医院、▲福建医科大学附属第一医院、▲福建医科大学附属第二医院、▲福建医科大学附属口腔医院

历史沿革：1937 年，福建省立医学专科学校在福州创建，1939 年改名为福建省立医学院；1949 年改称福建医学院；1969 年，与福建中医学院、华侨大学医疗系合并，成立福建医科大学，迁至泉州办学；1978 年，迁回福州，中医系分出复办福建中医学院，1982 年，恢复福建医学院校名；1996 年改为现名。

近两届国家级教学成果奖获奖项目：

以“岗位胜任力”为导向的护理学本科人才培养模式研究与实践（2014 年，二等奖）

全程化递进式护理学实践教学体系的构建与实施（2018 年，二等奖）

网址：https：//www.fjmu.edu.cn

福建中医药大学

成立时间：1958 年

所在地：福建省福州市

医学类本科专业及年度毕业生数：临床医学、☆中医学、☆针灸推拿学、中医学（5+3）、☆中西医临床医学、药学、药物制剂、海洋药学、中药学、医学检验技术、医学实验技术、医学影像技术、康复治疗学、听力与言语康复学、康复物理治疗、康复作业治疗、☆护理学。2017 年毕业医学类专业本科生 2137 人，其中临床医学专业 596 人，中医学专业 549 人。

通过认证的专业及首次认证时间：中医学（2010 年）、中药学（2017 年）

医学类博士/硕士学位授权一级学科：临床医学、中医学、中西医结合、药学、中药学、护理学

专业学位类别：护理硕士、药学硕士、中药学硕士、中医硕士

直属附属医院：▲福建中医药大学附属人民医院、▲福建中医药大学附属第二人民医院、福建中医药大学附属第三人民医院、福建中医药大学附属康复医院

历史沿革：1953 年，福州中医进修学校成立；1955 年易名为福建省中医进修学校；1958 年升格为福建中医学院；2010 年，更名为福建中医药大学。

近两届国家级教学成果奖获奖项目：（暂无）

网址：http：//www.fjtcm.edu.cn

厦门大学医学部[①]

成立时间：1996 年

所在地：福建省厦门市

医学类本科专业及年度毕业生数：临床医学、口腔医学、预防医学、中医学、药学、医学检验技术、护理学。2017 年毕业医学类专业本科生 387 人，其中临床医学专业 142 人，中医学专业 33 人。

通过认证的专业及首次认证时间：（暂无）

医学类博士/硕士学位授权一级学科：基础医学、临床医学、公共卫生与预防医学、中医学、药学

专业学位类别：临床医学硕士、公共卫生硕士、药学硕士

直属附属医院：厦门大学附属翔安医院

历史沿革：厦门大学医学院于 1996 年 10 月 11 日经教育部批准正式成立，由厦门市人民政府和厦门大学联办。2007 年，厦门大学成立医学与生命科学学部。

近两届国家级教学成果奖获奖项目：（暂无）

网址：http：//yxsm.xmu.edu.cn

①厦门大学是“世界一流大学建设高校”。

莆田学院医学部

成立时间：2002 年

所在地：福建省莆田市

医学类本科专业及年度毕业生数：临床医学、药学、医学检验技术、医学影像技术、护理学、助产学。2017 年毕业医学类专业本科生 568 人，其中临床医学专业 145 人。

通过认证的专业及首次认证时间：临床医学（2015 年）、护理学（2017 年）

医学类博士/硕士学位授权一级学科：（暂无）

专业学位类别：（暂无）

直属附属医院：▲莆田学院附属医院

历史沿革：1995 年，福建省妇幼卫生学校改建为福建医科大学莆田分校。2002 年经教育部批准，福建医科大学莆田分校、莆田高等专科学校和莆田华侨体育师范学校合并升格为本科层次的莆田学院。

近两届国家级教学成果奖获奖项目：（暂无）

网址：http：//www.ptu.edu.cn

厦门医学院

成立时间：1953 年

所在地：福建省厦门市

医学类本科专业及年度毕业生数：临床医学、精神医学、口腔医学、药学、海洋药学、中药学、医学检验技术、康复治疗学、护理学。暂无本科生毕业。

通过认证的专业及首次认证时间：（暂无）

医学类博士/硕士学位授权一级学科：（暂无）

专业学位类别：（暂无）

直属附属医院：厦门市第二医院、厦门医学院附属口腔医院

历史沿革：厦门医学院的前身是 1953 年成立的福建省厦门卫生学校；2003 年开始以“厦门医专（筹）”招收大专生；2007 年升格为厦门医学高等专科学校；2016 年升格为厦门医学院。

近两届国家级教学成果奖获奖项目：（暂无）

网址：http：//www.xmmc.edu.cn

华侨大学医学院

成立时间：2012 年

所在地：福建省泉州市

医学类本科专业及年度毕业生数：临床医学、药学。2017 年毕业医学类专业本科生 40 人，暂无临床医学专业毕业生。

通过认证的专业及首次认证时间：（暂无）

医学类博士/硕士学位授权一级学科：（暂无）

专业学位类别：（暂无）

直属附属医院：（暂无）①

历史沿革：华侨大学创办于 1960 年，直属国务院侨务办公室领导；2012 年 4 月，成立生物医学学院；2017 年，获批增设临床医学本科专业；同年成立医学院，与生物医学学院合并办公。

近两届国家级教学成果奖获奖项目：（暂无）

网址：http：//sbm.hqu.edu.cn

---

①华侨大学目前主要临床实践教学基地有华侨大学附属海峡医院（解放军第一八〇医院）、附属德化医院。

江　西　省

南昌大学江西医学院[①]

成立时间： 1921 年

所在地： 江西省南昌市

医学类本科专业及年度毕业生数： 基础医学、临床医学、麻醉学、☆医学影像学、眼视光医学、口腔医学、预防医学、药学、临床药学、医学检验技术、医学影像技术、眼视光学、康复治疗学、卫生检验与检疫、护理学。2017 年毕业医学类专业本科生 1398 人，其中临床医学专业 701 人（不含南昌大学抚州医学院毕业生）。

通过认证的专业及首次认证时间： 临床医学（2017 年）

医学类博士/硕士学位授权一级学科： 基础医学、临床医学、口腔医学、公共卫生与预防医学、中西医结合、药学、护理学

专业学位类别： 临床医学博士/硕士、口腔医学硕士、公共卫生硕士、护理硕士、药学硕士

直属附属医院： ▲南昌大学第一附属医院、▲南昌大学第二附属医院、南昌大学第四附属医院、▲南昌大学附属口腔医院、南昌大学附属眼科医院

历史沿革： 南昌大学江西医学院（医学部）的前身是创办于 1921 年的江西公立医学专门学校；1952 年更名为江西省医学院；1953 年更名为江西医学院；1958 年，与中国人民解放军第八军医学校合并，仍称江西医学院；1969 年，与江西中医学院合并，成立江西医科大学；1972 年 11 月，与江西中医学院分设，复名为江西医学院；2005 年 8 月，与南昌大学合并，冠名为南昌大学医学院。2014 年，南昌大学全面实施医学教育管理体制改革，学院对内称南昌大学医学部，对外称南昌大学江西医学院。

近两届国家级教学成果奖获奖项目：（暂无）

网址： http：//www.jxmu.edu.cn

江西中医药大学

成立时间： 1959 年

①南昌大学是“世界一流学科建设高校”。南昌大学抚州医学院目前也是南昌大学医学教育的组成部分，该院的前身是始建于 1958 年的抚州卫生技术学校，2000 年成为江西医学院下属二级分院。2017 年，该院毕业医学类专业本科生 500 人，其中临床医学专业 417 人。

所在地：江西省南昌市

医学类本科专业及年度毕业生数：中医学、☆针灸推拿学、中医学（5+3）、中医养生学、中西医临床医学、☆药学、药物制剂、☆中药学、中药资源与开发、中药制药、医学影像技术、康复治疗学、护理学。2017年毕业医学类专业本科生1817人，其中中医学专业443人。

通过认证的专业及首次认证时间：中医学（2015年）、药学（2016年）、中药学（2009年）

医学类博士/硕士学位授权一级学科：中医学、中西医结合、药学、中药学

专业学位类别：药学硕士、中药学硕士、中医硕士

直属附属医院：▲江西中医药大学附属医院（江西省中医院）、江西中医药大学第二附属医院（江西省中医院东院）

历史沿革：1959年，江西中医学院成立。1973年，创办于1951年的江西药科学校并入江西中医学院；2013年更名为江西中医药大学。

近两届国家级教学成果奖获奖项目：

新时期高等中医药院校“基础素质”教育理论创新与“双惟模式”实践（2014年，一等奖）

教与学“同频共振”理念下中医药院校“两线五面”教学改革与实践（2018年，二等奖）

网址：http：//www.jxutcm.edu.cn

赣南医学院

成立时间：1941年

所在地：江西省赣州市

医学类本科专业及年度毕业生数：☆临床医学、☆麻醉学、医学影像学、口腔医学、预防医学、药学、中药学、法医学、医学检验技术、医学影像技术、康复治疗学、护理学。2017年毕业医学类专业本科生1778人，其中临床医学专业1132人。

通过认证的专业及首次认证时间：临床医学（2013年）

医学类博士/硕士学位授权一级学科：基础医学、临床医学、药学、医学技术

专业学位类别：临床医学硕士、公共卫生硕士、护理硕士

直属附属医院：▲赣南医学院第一附属医院、赣南医学院第二附属医院、赣南医学院第三附属医院

历史沿革：赣南医学院的前身是创办于1941年的江西省赣县高级助产职业学校，后又几经更名；1959年，改建为赣南医学院；1962年，改建为赣南医学专科学校；1972年，又改建为赣南卫生学校；1974年，升格为赣南医学专科学校；1988

年4月，升格为赣南医学院并开始招收本科生。

近两届国家级教学成果奖获奖项目：（暂无）

网址：http：//www.gmu.cn

宜春学院（医科）[①]

成立时间：1958年

所在地：江西省宜春市

医学类本科专业及年度毕业生数：临床医学、麻醉学、预防医学、药学、医学实验技术、护理学。2017年毕业医学类专业本科生656人，其中临床医学专业400人。

通过认证的专业及首次认证时间：临床医学（2016年）

医学类博士/硕士学位授权一级学科：（暂无）

专业学位类别：药学硕士

直属附属医院：宜春学院第二附属医院（宜春市第六人民医院）

历史沿革：宜春学院医科的前身是成立于1958年的南昌专区医学专科学校，1963年停办，1978年恢复为江西医学院宜春分院；1984年8月更名为宜春医学专科学校。2000年1月，经教育部批准，宜春师专、医专、农专和宜春市职工大学合并组建为宜春学院；同年，学校开始招收临床医学专业本科生。

近两届国家级教学成果奖获奖项目：（暂无）

网址：http：//www.ycu.jx.cn

九江学院医学部

成立时间：1958年

所在地：江西省九江市

医学类本科专业及年度毕业生数：临床医学、口腔医学、预防医学、药学、药物制剂、医学检验技术、护理学。2017年毕业医学类专业本科生493人，其中临床医学专业348人。

通过认证的专业及首次认证时间：临床医学（2015年）

医学类博士/硕士学位授权一级学科：（暂无）

专业学位类别：（暂无）

直属附属医院：▲九江学院附属医院

历史沿革：1951年，江西省第三医学校在九江创办。1952年，第三医学校与

---

①宜春学院医学相关院系有医学院、美容医学院、化学与生物工程学院。

江西省九江专区护士学校合并为江西省九江卫生学校。1955 年，宜春医士学校并入，改名为江西省九江医士学校。1958 年，在九江医士学校的基础上创办九江医学专科学校，“文化大革命”期间停办。1978 年以“江西医学院九江分院”名义恢复大专招生，1984 年恢复校名九江医学专科学校。2002 年，九江财经高等专科学校、九江师范高等专科学校、九江医学专科学校和九江教育学院四校合并组建九江学院。2008 年 5 月，九江学院成立医学部。

近两届国家级教学成果奖获奖项目：（暂无）

网址：http：//yxb.jju.edu.cn

井冈山大学医学部

成立时间：1958 年

所在地：江西省吉安市

医学类本科专业及年度毕业生数：临床医学、口腔医学、预防医学、中医学、药学、康复治疗学、护理学。2017 年毕业医学类专业本科生 566 人，其中临床医学专业 243 人，中医学专业 84 人。

通过认证的专业及首次认证时间：临床医学（2016 年）、中医学（2018 年）

医学类博士/硕士学位授权一级学科：（暂无）

专业学位类别：（暂无）

直属附属医院：▲井冈山大学附属医院

历史沿革：井冈山大学医学部的前身是 1958 年成立的井冈山大学医学院。1963 年，井冈山大学停办。1978 年，经江西省人民政府批准，以原井冈山大学医学院为基础，建立了江西医学院吉安分院。1993 年，经国家教育委员会批准更名为井冈山医学高等专科学校。2003 年 7 月，经教育部批准，井冈山师范学院、井冈山医学高等专科学校和井冈山职业技术学院合并，组建井冈山学院。2007 年，井冈山学院更名为井冈山大学。

近两届国家级教学成果奖获奖项目：（暂无）

网址：http：//mc.jgsu.edu.cn

江西中医药大学科技学院

江西中医药大学科技学院的前身是 2001 年经江西省教育厅、江西省发展计划委员会批准设立的江西中医学院抚生学院；2002 年更名为江西中医学院科技学院；2003 年 12 月被教育部确认为独立学院；2013 年 6 月，更名为江西中医药大学科技学院。目前设置的医学类本科专业有中医学、针灸推拿学、中西医临床医学、药学、药物制剂、中药学、护理学。2017 年毕业医学类专业本科生 1418 人，其中中医学专业 372 人。学院位于江西省南昌市，网址是 http：//www.jxtcmstc.com。

山 东 省

山东大学齐鲁医学院[①]

成立时间： 1911 年

所在地： 山东省济南市

医学类本科专业及年度毕业生数： ☆临床医学、临床医学（5+3）、☆口腔医学、口腔医学（5+3）、预防医学、☆药学、临床药学、☆护理学。2017 年毕业医学类专业本科生 589 人，其中临床医学专业 214 人。

通过认证的专业及首次认证时间： 口腔医学（2011 年）、临床医学（2017 年）

医学类博士/硕士学位授权一级学科： 基础医学、临床医学、口腔医学、公共卫生与预防医学、药学、护理学

专业学位类别： 临床医学博士/硕士、口腔医学博士/硕士、公共卫生硕士、护理硕士、药学硕士

直属附属医院： ▲山东大学齐鲁医院、▲山东大学第二医院、▲山东大学口腔医院、山东大学附属生殖医院

历史沿革： 山东大学齐鲁医学院的前身可追溯到 1903 年成立的山东共和医道学堂。1911 年，山东共和医道学堂定址济南；1917 年改建为齐鲁大学医科；1925 年更名为齐鲁大学医学院。1952 年齐鲁大学医学院与山东医学院合并，定名为山东医学院；1985 年更名为山东医科大学。2000 年 7 月，山东大学、山东医科大学、山东工业大学合并组建为新的山东大学。2012 年 5 月，山东大学整合五个医科学院及四所附属医院，成立齐鲁医学部；2017 年，更名为齐鲁医学院。

近两届国家级教学成果奖获奖项目：

我国数字解剖学教学体系创建与推广（2018 年，二等奖）

网址： http：//www.qlyxb.sdu.edu.cn

青岛大学医学部

成立时间： 1946 年

所在地： 山东省青岛市

医学类本科专业及年度毕业生数： ☆临床医学、医学影像学、临床医学（5+3）、口腔医学、预防医学、药学、医学检验技术、护理学。2017 年毕业医学类专业本

---

①山东大学是“世界一流大学建设高校”。

科生 800 人，其中临床医学专业 345 人。

通过认证的专业及首次认证时间：（暂无）

医学类博士/硕士学位授权一级学科：基础医学、临床医学、口腔医学、公共卫生与预防医学、药学、特种医学、护理学

专业学位类别：临床医学博士/硕士、口腔医学博士/硕士、公共卫生硕士、护理硕士、药学硕士

直属附属医院：▲青岛大学附属医院

历史沿革：青岛大学医学部的前身是 1909 年中德合作举办的青岛特别高等专门学堂医科及其实习基地胶澳督署医院；1946 年，并入在青岛复校的国立山东大学；1956 年独立建院，称青岛医学院。1993 年 5 月，原青岛大学、山东纺织工学院、青岛医学院、青岛师范专科学校合并组建新的青岛大学，青岛医学院改称青岛大学医学院。2016 年 5 月，青岛大学成立医学部。

近两届国家级教学成果奖获奖项目：（暂无）

网址：http：//qmc.qdu.edu.cn

山东中医药大学

成立时间：1958 年

所在地：山东省济南市

医学类本科专业及年度毕业生数：临床医学、眼视光医学、食品卫生与营养学、☆中医学、☆针灸推拿学、中医学（5+3）、中西医临床医学、药学、药物制剂、☆中药学、中药资源与开发、中草药栽培与鉴定、眼视光学、康复治疗学、听力与言语康复学、护理学。2017 年毕业医学类专业本科生 2713 人，其中中医学专业 403 人，暂无临床医学专业毕业生。

通过认证的专业及首次认证时间：中医学（2018 年）

医学类博士/硕士学位授权一级学科：临床医学、中医学、中西医结合、药学、中药学、护理学

专业学位类别：护理硕士、药学硕士、中药学硕士、中医博士/硕士

直属附属医院：▲山东中医药大学附属医院、▲山东中医药大学第二附属医院、山东中医药大学附属眼科医院

历史沿革：1958 年，山东中医学院创建；1996 年，更名为山东中医药大学。

近两届国家级教学成果奖获奖项目：

“以文化人，厚重基础”——中医学核心课程体系建设与实践（2014 年，二等奖）

以思维促能力，以传承促发展——中医人才传承培养体系创新与实践（2018 年，二等奖）

网址：http：//www.sdutcm.edu.cn

潍坊医学院

成立时间：1951 年

所在地：山东省潍坊市

医学类本科专业及年度毕业生数：☆临床医学、☆麻醉学、医学影像学、口腔医学、预防医学、药学、临床药学、医学检验技术、医学影像技术、眼视光学、康复治疗学、卫生检验与检疫、☆护理学、助产学。2017 年毕业医学类专业本科生 2945 人，其中临床医学专业 1142 人。

通过认证的专业及首次认证时间：（暂无）

医学类博士/硕士学位授权一级学科：基础医学、临床医学、口腔医学、公共卫生与预防医学①、中西医结合、药学、护理学

专业学位类别：临床医学硕士、口腔医学硕士、公共卫生硕士、护理硕士、药学硕士

直属附属医院：▲潍坊医学院附属医院

历史沿革：潍坊医学院的前身是创建于 1951 年 5 月的山东省昌潍医士学校；1955 年 10 月，更名为山东省潍坊医士学校；1958 年 8 月，在青岛医学院的支援下，扩建为昌潍医学院并开始本科医学教育；1959 年，调整为昌潍医学专科学校；1965 年 4 月，恢复昌潍医学院校名；1987 年 9 月，更名为潍坊医学院。

近两届国家级教学成果奖获奖项目：（暂无）

网址：http：//www.wfmc.edu.cn

滨州医学院

成立时间：1974 年

所在地：山东省烟台市、滨州市

医学类本科专业及年度毕业生数：☆临床医学、麻醉学、医学影像学、儿科学、☆口腔医学、预防医学、中医学、药学、中药学、医学检验技术、医学影像技术、眼视光学、康复治疗学、口腔医学技术、听力与言语康复学、☆护理学。2017 年毕业医学类专业本科生 3697 人，其中临床医学专业 1431 人，中医学专业 211 人。

通过认证的专业及首次认证时间：临床医学（2013 年）

医学类博士/硕士学位授权一级学科：基础医学、临床医学、中西医结合、医

---

①潍坊医学院有服务国家特殊需求博士人才培养项目“公共卫生危机管理”。

学技术、护理学

专业学位类别：临床医学硕士、口腔医学硕士、公共卫生硕士、药学硕士

直属附属医院：▲滨州医学院附属医院、滨州医学院烟台附属医院

历史沿革：1970 年，青岛医学院迁至山东省惠民地区行署驻地北镇办学；1974 年设立青岛医学院北镇分院。1981 年，青岛医学院北镇分院独立设为北镇医学院；1983 年，更名为滨州医学院。2002 年 9 月，滨州医学院烟台校区投入使用。

近两届国家级教学成果奖获奖项目：（暂无）

网址：http：//www.bzmc.edu.cn

泰山医学院

成立时间：1974 年

所在地：山东省泰安市

医学类本科专业及年度毕业生数：☆临床医学、☆医学影像学、口腔医学、预防医学、☆药学、药物制剂、临床药学、中药学、医学检验技术、医学实验技术、医学影像技术、眼视光学、康复治疗学、口腔医学技术、卫生检验与检疫、☆护理学、助产学。2017 年毕业医学类专业本科生 3187 人，其中临床医学专业 1426 人。

通过认证的专业及首次认证时间：护理学（2016 年）

医学类博士/硕士学位授权一级学科：基础医学、临床医学、公共卫生与预防医学、药学、护理学

专业学位类别：临床医学硕士、公共卫生硕士、护理硕士、药学硕士

直属附属医院：▲泰山医学院附属医院

历史沿革：1970 年，山东医学院搬迁至泰安市新泰县楼德镇；1974 年，建立山东医学院楼德分院。1979 年，山东医学院楼德分院迁至泰安市区，改名为山东医学院泰安分院；1981 年，改建为泰山医学院。

近两届国家级教学成果奖获奖项目：（暂无）

网址：http：//www.tsmc.edu.cn

济宁医学院

成立时间：1952 年

所在地：山东省济宁市

医学类本科专业及年度毕业生数：☆临床医学、精神医学、口腔医学、☆预防医学、针灸推拿学、中西医临床医学、药学、药物制剂、中药学、法医学、医学检验技术、康复治疗学、卫生检验与检疫、护理学。2017 年毕业医学类专业本

科生 3184 人，其中临床医学专业 1492 人。

通过认证的专业及首次认证时间：临床医学（2015 年）

医学类博士/硕士学位授权一级学科：（暂无）

专业学位类别：临床医学硕士

直属附属医院：▲济宁医学院附属医院

历史沿革：济宁医学院的前身为创建于 1952 年的济宁医士学校；1956 年，与原济宁专区人民医院护士学校合并，改称济宁卫生学校；1958 年，经山东省人民委员会批准，改建为济宁医学院；1959 年，改为济宁医学专科学校；1962 年，改为济宁卫生干部学校；1964 年，又改名为山东省医学专科进修学校；1974 年 6 月，经国务院批准，恢复济宁医学专科学校校名；1987 年，升格为济宁医学院。

近两届国家级教学成果奖获奖项目：（暂无）

网址：http：//www.jnmc.edu.cn

齐鲁医药学院

成立时间：1999 年

所在地：山东省淄博市

医学类本科专业及年度毕业生数：临床医学、医学影像学、预防医学、药学、药物制剂、中药学、医学检验技术、医学影像技术、康复治疗学、口腔医学技术、护理学、助产学。2017 年毕业医学类专业本科生 1577 人，其中临床医学专业 1070 人。

通过认证的专业及首次认证时间：（暂无）

医学类博士/硕士学位授权一级学科：（暂无）

专业学位类别：（暂无）

直属附属医院：淄博市第一医院、淄博市万杰肿瘤医院

历史沿革：1995 年，山东万杰医学高等专科学校始建，由万杰集团独家投资，山东省人民政府批准筹建；1999 年 3 月，教育部批准正式建立，是山东省第一所具有学历教育资格的民办普通高校。2008 年 4 月经教育部正式批准，在民办山东万杰医学高等专科学校的基础上建立本科层次的山东万杰医学院；2015 年，更名为齐鲁医药学院。

近两届国家级教学成果奖获奖项目：（暂无）

网址：http：//www.glmu.edu.cn

河 南 省

郑州大学（医科）[①]

成立时间： 1928 年

所在地： 河南省郑州市

医学类本科专业及年度毕业生数： 基础医学、临床医学、麻醉学、医学影像学、儿科学、临床医学（5+3）、口腔医学、☆预防医学、药学、药物制剂、医学检验技术、康复治疗学、护理学。2017 年毕业医学类专业本科生 1140 人，其中临床医学专业 413 人。

通过认证的专业及首次认证时间：（暂无）

医学类博士/硕士学位授权一级学科： 基础医学、临床医学、口腔医学、公共卫生与预防医学、中西医结合、药学、医学技术、护理学

专业学位类别： 临床医学博士/硕士、口腔医学硕士、公共卫生硕士、护理硕士、药学硕士

直属附属医院： ▲郑州大学第一附属医院、▲郑州大学第二附属医院、▲郑州大学第三附属医院（河南省妇幼保健院）、郑州大学第四附属医院（河南省口腔医院）、▲郑州大学第五附属医院

历史沿革： 1928 年，河南中山大学增设医科；1930 年，改称河南大学医学院。1952 年 10 月，建立河南医学院；1958～1959 年，学校由开封迁址郑州；1984 年 12 月，改名为河南医科大学。2000 年 7 月，郑州大学、郑州工业大学、河南医科大学合并组建新的郑州大学。

近两届国家级教学成果奖获奖项目：（暂无）

网址： http：//www.zzu.edu.cn

新乡医学院

成立时间： 1950 年

所在地： 河南省新乡市

医学类本科专业及年度毕业生数： ☆临床医学、麻醉学、医学影像学、精神医学、儿科学、口腔医学、预防医学、☆药学、药物制剂、临床药学、法医学、

①郑州大学是“世界一流大学建设高校”。郑州大学医科相关院系有基础医学院、医学检验系、公共卫生学院、护理学院、药学院、口腔医学院及各临床医学院。

☆医学检验技术、康复治疗学、卫生检验与检疫、☆护理学。2017 年毕业医学类专业本科生 3795 人，其中临床医学专业 1725 人。

通过认证的专业及首次认证时间：（暂无）

医学类博士/硕士学位授权一级学科：基础医学、临床医学、公共卫生与预防医学、药学、医学技术

专业学位类别：临床医学硕士、公共卫生硕士、护理硕士、药学硕士

直属附属医院：▲新乡医学院第一附属医院、▲新乡医学院第二附属医院（河南省精神病医院）、新乡医学院第三附属医院

历史沿革：新乡医学院的前身是 1950 年 1 月成立的平原省医科学校；此后，经历华北第二医士学校、汲县医士学校、汲县卫生学校、新乡专区医学院、汲县医学专科学校、豫北医学专科学校等发展阶段；1982 年定名新乡医学院。

近两届国家级教学成果奖获奖项目：

针对河南省卫生人才素质现状创新高等医学教育课程设置研究与实践（2014 年，二等奖）

网址：http：//www.xxmu.edu.cn

河南中医药大学

成立时间：1958 年

所在地：河南省郑州市

医学类本科专业及年度毕业生数：临床医学、预防医学、☆中医学、☆针灸推拿学、中医学（5+3）、中医养生学、中医儿科学、中医康复学、☆中西医临床医学、药学、药物制剂、☆中药学、中药资源与开发、中药制药、医学检验技术、医学影像技术、康复治疗学、护理学。2017 年毕业医学类专业本科生 2691 人，其中中医学专业 587 人，暂无临床医学专业毕业生。

通过认证的专业及首次认证时间：中医学（2014 年）、中药学（2016 年）

医学类博士/硕士学位授权一级学科：基础医学、临床医学、中医学、中西医结合、药学、中药学、医学技术、护理学

专业学位类别：护理硕士、中药学硕士、中医博士/硕士

直属附属医院：▲河南中医药大学第一附属医院、▲河南中医药大学第二附属医院（河南省中医院）、▲河南中医药大学第三附属医院

历史沿革：河南中医药大学创建于 1958 年，原名河南中医学院；2016 年更名为河南中医药大学。

近两届国家级教学成果奖获奖项目：

医学实验教学平台全面质量管理模式研究（2014 年，二等奖）

基于中医学类专业临床能力培养的实训课程体系的改革与实践（2018 年，二

等奖）

网址：http：//www.hactcm.edu.cn

河南大学医学院①

成立时间：1958 年

所在地：河南省开封市

医学类本科专业及年度毕业生数：临床医学、口腔医学、药学、药物制剂、临床药学、中药学、护理学。2017 年毕业医学类专业本科生 1095 人，其中临床医学专业 428 人。

通过认证的专业及首次认证时间：中药学（2017 年）

医学类博士/硕士学位授权一级学科：基础医学、临床医学、药学、中药学、护理学

专业学位类别：临床医学硕士、口腔医学硕士、护理硕士、药学硕士、中药学硕士

直属附属医院：▲河南大学淮河医院、▲河南大学第一附属医院

历史沿革：河南大学医学院的前身是成立于 1958 年的河南省医药专科学校；1978 年，改为开封医学专科学校；1992 年，更名为开封医学高等专科学校；2000 年，并入河南大学，成为河南大学医学院。2016 年，河南大学与河南省人民医院合作成立新的河南大学医学院，原医学院更名为基础医学院。

近两届国家级教学成果奖获奖项目：（暂无）

网址：http：//med.henu.edu.cn

河南科技大学（医科）②

成立时间：1958 年

所在地：河南省洛阳市

医学类本科专业及年度毕业生数：临床医学、药学、法医学、医学检验技术、医学影像技术、护理学。2017 年毕业医学类专业本科生 1374 人，其中临床医学专业 721 人。

通过认证的专业及首次认证时间：（暂无）

医学类博士/硕士学位授权一级学科：基础医学、临床医学、药学

专业学位类别：临床医学硕士、护理硕士

①河南大学是“世界一流学科建设高校”。

②河南科技大学医学相关院系有医学院、护理学院、医学技术与工程学院、法医学院、临床医学院。

直属附属医院：▲河南科技大学第一附属医院、河南科技大学第二附属医院

历史沿革：河南科技大学医科的前身是 1958 年 8 月建立的洛阳医学院；1962 年 7 月改为河南省洛阳卫生学校；1978 年 12 月升格为洛阳医学专科学校；1992 年 4 月更名为洛阳医学高等专科学校。2002 年，洛阳工学院、洛阳医学高等专科学校、洛阳农业高等专科学校合并组建河南科技大学。

近两届国家级教学成果奖获奖项目：（暂无）

网址：http：//www.haust.edu.cn

南阳理工学院张仲景国医国药学院

成立时间：1985 年

所在地：河南省南阳市

医学类本科专业及年度毕业生数：中医学、中药学、护理学。2017 年毕业医学类专业本科生 488 人，其中中医学专业 205 人。

通过认证的专业及首次认证时间：（暂无）

医学类博士/硕士学位授权一级学科：（暂无）

专业学位类别：（暂无）

直属附属医院：南阳理工学院附属医院

历史沿革：南阳理工学院张仲景国医国药学院的前身是 1985 年建校的张仲景国医大学；1993 年经教育部批准并入南阳理工学院成为国医国药系；2005 年更名为南阳理工学院张仲景国医学院；2016 年更名为张仲景国医国药学院。

近两届国家级教学成果奖获奖项目：（暂无）

网址：http：//tcm.nyist.edu.cn

黄河科技学院医学院

成立时间：1988 年

所在地：河南省郑州市

医学类本科专业及年度毕业生数：临床医学、药学、药物制剂、医学检验技术、医学影像技术、护理学。2017 年毕业医学类专业本科生 823 人，其中临床医学专业 240 人。

通过认证的专业及首次认证时间：（暂无）

医学类博士/硕士学位授权一级学科：（暂无）

专业学位类别：（暂无）

直属附属医院：黄河科技学院附属医院

历史沿革：黄河科技学院的前身是创办于 1985 年的郑州黄河科技专修学院，

经历郑州黄河科技大学（1988～1994 年）、民办黄河科技学院（1994～2000 年），2000 年升格为本科院校，更名为黄河科技学院。

近两届国家级教学成果奖获奖项目：（暂无）

网址：http：//www.hhstu.edu.cn/

河南大学民生学院医学院

河南大学民生学院成立于 2003 年。2009 年，河南大学与河南日报报业集团签订合作协议，共同建设民生学院。目前设置的医学类本科专业有临床医学、药学、药物制剂、护理学。2017 年毕业医学类专业本科生 547 人，其中临床医学专业 249 人。学院位于河南省开封市，网址是 http：//www.humc.edu.cn。

新乡医学院三全学院

新乡医学院三全学院成立于 2003 年。2009 年，新乡医学院与中美集团上海誉美投资有限公司签订合作办学协议，共建新乡医学院三全学院。目前设置的医学类本科专业有临床医学、医学影像学、药学、药物制剂、医学检验技术、医学影像技术、眼视光学、康复治疗学、口腔医学技术、护理学、助产学。2017 年毕业医学类专业本科生 3243 人，其中临床医学专业 1801 人。学院位于河南省新乡市，网址是 http：//www.sqmc.edu.cn。

湖 北 省

华中科技大学同济医学院①

成立时间：1907 年

所在地：湖北省武汉市

医学类本科专业及年度毕业生数：☆临床医学、医学影像学、儿科学、临床医学（八年制）、口腔医学、☆预防医学、中西医临床医学、☆药学、中药学、法医学、医学检验技术、医学实验技术、护理学。2017 年毕业医学类专业本科生 583 人，其中临床医学专业 215 人。

通过认证的专业及首次认证时间：临床医学（2008 年）

医学类博士/硕士学位授权一级学科：基础医学、临床医学、口腔医学、公共卫生与预防医学、中西医结合、药学、护理学

专业学位类别：临床医学博士/硕士、口腔医学硕士、公共卫生硕士、护理硕士、中药学硕士

直属附属医院：▲华中科技大学同济医学院附属协和医院、▲华中科技大学同济医学院附属同济医院、华中科技大学同济医学院附属梨园医院

历史沿革：1907 年，德国医生埃里希·宝隆在上海创建德文医学堂，又先后更名为同济德文医学堂、同济医工学堂；1917 年改属华人私立学校，并更名为私立同济医工专门学校；1924 年，改名为同济医工大学；1927 年，更名为国立同济大学。1950 年，国立同济大学医学院内迁武汉，与武汉大学医学院合并，命名为中南同济医学院；1955 年更名为武汉医学院；1985 年更名为同济医科大学；2000 年，与华中理工大学合并，成为华中科技大学同济医学院。

近两届国家级教学成果奖获奖项目：

以能力培养为导向的预防医学人才培养模式的创新与实践（2014 年，二等奖）

创建“六轮齐驱，四能并举”全方位立体化育人模式，培养八年制卓越医学人才（2018 年，二等奖）

以核心胜任力为导向，预防医学人才培养模式的创新与实践（2018 年，二等奖）

网址：http：//www.tjmu.edu.cn

---

①华中科技大学是“世界一流大学建设高校”。

武汉大学医学部[①]

成立时间：1943 年

所在地：湖北省武汉市

医学类本科专业及年度毕业生数：基础医学、临床医学、临床医学（5+3）、☆口腔医学、口腔医学（5+3）、预防医学、全球健康学、药学、医学检验技术、护理学。2017 年毕业医学类专业本科生 490 人，其中临床医学专业 234 人。

通过认证的专业及首次认证时间：临床医学（2015 年）

医学类博士/硕士学位授权一级学科：基础医学、临床医学、口腔医学、公共卫生与预防医学、药学、护理学

专业学位类别：临床医学博士/硕士、口腔医学博士/硕士、公共卫生硕士、护理硕士、药学硕士、中药学硕士

直属附属医院：▲武汉大学人民医院、▲武汉大学中南医院、▲武汉大学口腔医院

历史沿革：1943 年湖北省省立医学院成立；1953 年更名为湖北医学院；1993 年更名为湖北医科大学；2000 年，与武汉大学、武汉水利电力大学、武汉测绘科技大学合并组建新的武汉大学。2001 年，武汉大学成立医学部。

近两届国家级教学成果奖获奖项目：

“一强化两贯穿”临床医学教学模式的探索与实践（2014 年，二等奖）

网址：http：//wsm70.whu.edu.cn

湖北中医药大学

成立时间：1958 年

所在地：湖北省武汉市

医学类本科专业及年度毕业生数：☆中医学、☆针灸推拿学、中医学（5+3）、中西医临床医学、药学、药物制剂、☆中药学、中药资源与开发、中药制药、医学检验技术、医学实验技术、康复治疗学、卫生检验与检疫、护理学、助产学。2017 年毕业医学类专业本科生 2570 人，其中中医学专业 561 人。

通过认证的专业及首次认证时间：中医学（2018 年）

医学类博士/硕士学位授权一级学科：中医学、中西医结合、药学、中药学、护理学

专业学位类别：护理硕士、中药学硕士、中医博士/硕士

直属附属医院：▲湖北中医药大学附属医院（湖北省中医院）

---

①武汉大学是“世界一流大学建设高校”。

历史沿革：湖北中医药大学的前身是 1958 年建立的湖北省中医进修学校；1964 年，更名为湖北中医学院。2003 年，湖北中医学院与湖北药检高等专科学校合并成新的湖北中医学院；2010 年，更名为湖北中医药大学。

近两届国家级教学成果奖获奖项目：（暂无）

网址：http：//www.hbtcm.edu.cn

湖北医药学院

成立时间：1965 年

所在地：湖北省十堰市

医学类本科专业及年度毕业生数：临床医学、☆麻醉学、医学影像学、精神医学、儿科学、口腔医学、药学、中药学、中药制药、医学检验技术、康复治疗学、☆护理学。2017 年毕业医学类专业本科生 1749 人，其中临床医学专业 614 人。

通过认证的专业及首次认证时间：临床医学（2014 年）、护理学（2013 年）

医学类博士/硕士学位授权一级学科：基础医学、临床医学、医学技术

专业学位类别：临床医学硕士、口腔医学硕士、公共卫生硕士、护理硕士、药学硕士

直属附属医院：▲十堰市太和医院

历史沿革：1965 年，武汉医学院郧阳分院在十堰创办；1977 年，开始举办普通本科教育；1985 年，更名为同济医科大学郧阳医学院；1994 年，更名为郧阳医学院；2010 年 5 月，更名为湖北医药学院。

近两届国家级教学成果奖获奖项目：（暂无）

网址：http：//www.hbmu.edu.cn

湖北民族大学医学院

成立时间：1958 年

所在地：湖北省恩施市

医学类本科专业及年度毕业生数：临床医学、中医学、中药学、医学影像技术、康复治疗学、护理学。2017 年毕业医学类专业本科生 764 人，其中临床医学专业 408 人，中医学专业 130 人。

通过认证的专业及首次认证时间：（暂无）

医学类博士/硕士学位授权一级学科：中医学

专业学位类别：临床医学硕士、中医硕士

直属附属医院：▲湖北民族大学附属民大医院

历史沿革：湖北民族大学医学院的前身为湖北省恩施医学高等专科学校，始

建于1958年；1998年，与湖北民族学院合并为新的湖北民族学院。2018年，湖北民族学院更名为湖北民族大学。

近两届国家级教学成果奖获奖项目：（暂无）

网址：http：//yxyweb.hbmy.edu.cn：8800

三峡大学医学院

成立时间：1949年

所在地：湖北省宜昌市

医学类本科专业及年度毕业生数：临床医学、☆医学影像学、中医学、药学、护理学。2017年毕业医学类专业本科生577人，其中临床医学专业302人，中医学专业48人。

通过认证的专业及首次认证时间：（暂无）

医学类博士/硕士学位授权一级学科：基础医学、临床医学

专业学位类别：临床医学硕士、药学硕士、中医硕士

直属附属医院：三峡大学仁和医院

历史沿革：三峡大学医学院的前身是创办于1949年的湖北省公医专科学校；1960年11月由武昌迁至宜昌，与1958年创办的宜昌医学专科学校合并，仍称湖北省宜昌医学专科学校；1980年改称宜昌医学专科学校，隶属湖北省政府。1996年，宜昌师范高等专科学校、宜昌医学高等专科学校、宜昌职业大学合并组建湖北三峡学院。2000年，武汉水利电力大学（宜昌）和湖北三峡学院合并组建三峡大学。

近两届国家级教学成果奖获奖项目：（暂无）

网址：http：//yxy.ctgu.edu.cn

湖北科技学院（医科）①

成立时间：1994年

所在地：湖北省咸宁市

医学类本科专业及年度毕业生数：临床医学、医学影像学、眼视光医学、口腔医学、预防医学、☆药学、药物制剂、临床药学、医学影像技术、眼视光学、护理学。2017年毕业医学类专业本科生1577人，其中临床医学专业1019人。

通过认证的专业及首次认证时间：临床医学（2016年）

医学类博士/硕士学位授权一级学科：（暂无）

---

①湖北科技学院医科相关院系有基础医学院、临床医学院、五官医学院、护理学院、药学院。

专业学位类别： 药学硕士

直属附属医院： 湖北科技学院附属第二医院

历史沿革： 1965 年，湖北医学院咸宁分院建立；1977 年，开始举办五年制临床医学本科教育；1994 年成为独立设置的咸宁医学院；2002 年 12 月，咸宁医学院与咸宁师范专科学校合并为咸宁学院。2012 年，咸宁学院更名湖北科技学院。

近两届国家级教学成果奖获奖项目：（暂无）

网址： http：//www.hbust.com.cn

长江大学医学部

成立时间： 2003 年

所在地： 湖北省荆州市

医学类本科专业及年度毕业生数： 临床医学、中西医临床医学、医学检验技术、医学影像技术、护理学。2017 年毕业医学类专业本科生 438 人，其中临床医学专业 168 人。

通过认证的专业及首次认证时间： 临床医学（2017 年）

医学类博士/硕士学位授权一级学科： 基础医学、临床医学

专业学位类别： 临床医学硕士、护理硕士

直属附属医院： ▲荆州市第一人民医院（长江大学附属第一医院）

历史沿革： 长江大学医学部的前身是始建于 1951 年的湖北省沙市卫生学校；1977 年，更名为武汉医学院荆州分院；1984 年，经省政府批准，改办为湖北省卫生干部学院；1985 年，更名为湖北省卫生职工医学院。2003 年 4 月，原江汉石油学院、湖北农学院、荆州师范学院、湖北省卫生职工医学院合并组建长江大学。2015 年，长江大学成立医学部。

近两届国家级教学成果奖获奖项目：（暂无）

网址： http：//med.yangtzeu.edu.cn/

武汉科技大学医学院

成立时间： 1960 年

所在地： 湖北省武汉市

医学类本科专业及年度毕业生数： 临床医学、预防医学、药学、卫生检验与检疫、护理学。2017 年毕业医学类专业本科生 506 人，其中临床医学专业 241 人。

通过认证的专业及首次认证时间： 临床医学（2015 年）

医学类博士/硕士学位授权一级学科： 基础医学、公共卫生与预防医学

专业学位类别：临床医学硕士、护理硕士、药学硕士

直属附属医院：武汉科技大学附属天佑医院

历史沿革：武汉科技大学医学院的前身是 1960 年成立的武钢医学院；1962 年改建为武钢卫生学校；1963 年更名为武汉冶金卫生学校；1965 年更名为武汉冶金医学专科学校；1992 年更名为武汉冶金医学高等专科学校。1995 年，武汉冶金医学高等专科学校与同属冶金工业部的武汉钢铁学院和武汉冶金建筑高等专科学校合并组建武汉科技大学，并定名为武汉科技大学医学院。

近两届国家级教学成果奖获奖项目：（暂无）

网址：http：//www.wust.edu.cn/yxy

江汉大学医学院

成立时间：1998 年

所在地：湖北省武汉市

医学类本科专业及年度毕业生数：临床医学、口腔医学、针灸推拿学、药学、医学影像技术、护理学。2017 年毕业医学类专业本科生 287 人，其中临床医学专业 182 人。

通过认证的专业及首次认证时间：临床医学（2015 年）

医学类博士/硕士学位授权一级学科：基础医学

专业学位类别：临床医学硕士

直属附属医院：江汉大学附属医院（武汉市第六医院）、武汉第一口腔医院（江汉大学口腔医院）

历史沿革：1998 年 8 月，武汉市决定，江汉大学、华中理工大学汉口分校、武汉教育学院和武汉市职工医学院（武汉市职工医学院的前身是 1958 年成立的武汉第二医学院和武汉中医学院）合并，新建江汉大学。2001 年 10 月，教育部正式批准合并组建新的江汉大学。

近两届国家级教学成果奖获奖项目：（暂无）

网址：https：//medicine.jhun.edu.cn

湖北理工学院医学院

成立时间：2004 年

所在地：湖北省黄石市

医学类本科专业及年度毕业生数：临床医学、药学、医学检验技术、护理学。2017 年毕业医学类专业本科生 166 人，暂无临床医学专业毕业生。

通过认证的专业及首次认证时间：（暂无）

医学类博士/硕士学位授权一级学科：（暂无）

专业学位类别：（暂无）

直属附属医院：（暂无）[①]

历史沿革：2004年，湖北省卫生学校并入黄石高等专科学校，与黄石高等专科学校医学系共同组建黄石高等专科学校医学部。同年，湖北省黄石高等专科学校与黄石教育学院合并，学校升格为本科院校——黄石理工学院，成立黄石理工学院医学院。2012年4月，黄石理工学院更名为湖北理工学院。

近两届国家级教学成果奖获奖项目：（暂无）

网址：http：//med.hbpu.edu.cn

湖北文理学院医学院

成立时间：2010年

所在地：湖北省襄阳市

医学类本科专业及年度毕业生数：临床医学、医学检验技术、护理学。2017年毕业医学类专业本科生180人，其中临床医学专业115人。

通过认证的专业及首次认证时间：（暂无）

医学类博士/硕士学位授权一级学科：（暂无）

专业学位类别：（暂无）

直属附属医院：▲湖北文理学院附属医院（襄阳市中心医院）

历史沿革：1998年，襄阳师范专科学校、襄樊职业大学、襄樊教育学院合并组建襄樊学院；2010年，襄樊学院医学院成立并开始招收临床医学专业本科生；2012年，襄樊学院更名为湖北文理学院。

近两届国家级教学成果奖获奖项目：（暂无）

网址：http：//www.hbuas.edu.cn

三峡大学科技学院生化医学部

三峡大学科技学院的前身是2000年9月成立的三峡大学宜昌分校；2002年8月，经湖北省教育厅批准更名为三峡大学科技学院；2004年获教育部确认为独立学院。目前设置的医学类本科专业有临床医学、医学影像技术、护理学。2017年毕业医学类专业本科生363人，其中临床医学专业275人。学院位于湖北省宜昌市，网址是http：//kjxy.ctgu.edu.cn。

①湖北理工学院目前主要临床实践教学基地是黄石市中心医院。

湖北民族大学科技学院医学院

湖北民族大学科技学院于 2003 年经湖北省人民政府批准设立，2004 年经教育部确认为独立学院。目前设置的医学类本科专业有临床医学、中西医临床医学、中药学、医学检验技术、护理学。2017 年毕业医学类专业本科生 978 人，其中临床医学专业 428 人。学院位于湖北省恩施市，网址是 http：//www.hbmykjxy.cn。

湖北医药学院药护学院

湖北医药学院药护学院成立于 2003 年，是湖北医药学院与十堰市先行服务中心联合举办的独立学院。目前设置的医学类本科专业有临床医学、麻醉学、预防医学、药学、医学检验技术、医学影像技术、康复治疗学、护理学。2017 年毕业医学类专业本科生 1220 人，其中临床医学专业 455 人。学院位于湖北省十堰市，网址是 http：//yhgj.hbmu.edu.cn。

长江大学文理学院医药与护理系

长江大学文理学院于 2004 年 4 月经教育部批准成立。目前设置的医学类本科专业有临床医学、护理学。2017 年毕业医学类专业本科生 161 人，暂无临床医学专业毕业生。学院位于湖北省荆州市，网址是 http：//wlxy.yangtzeu.edu.cn。

湖 南 省

中南大学湘雅医学院①

成立时间：1914 年

所在地：湖南省长沙市

医学类本科专业及年度毕业生数：基础医学、☆临床医学、麻醉学、☆精神医学、临床医学（八年制）、口腔医学、预防医学、药学、临床药学、法医学、医学检验技术、护理学。2017 年毕业医学类专业本科生 900 人，其中临床医学专业 406 人。

通过认证的专业及首次认证时间：临床医学（2010 年）

医学类博士/硕士学位授权一级学科：基础医学、临床医学、口腔医学、公共卫生与预防医学、药学、特种医学、护理学

专业学位类别：临床医学博士/硕士、口腔医学硕士、公共卫生硕士、护理硕士、药学硕士

直属附属医院：▲中南大学湘雅医院、▲中南大学湘雅二医院、▲中南大学湘雅三医院、中南大学湘雅口腔医院

历史沿革：1914 年，湖南育群学会与美国雅礼协会联合创办湘雅医学专门学校；1931 年更名为私立湘雅医学院；1940 年，改称国立湘雅医学院；1953 年，更名为湖南医学院；1987 年，更名为湖南医科大学。2000 年 4 月 29 日，湖南医科大学、长沙铁道学院与中南工业大学合并组建中南大学。

近两届国家级教学成果奖获奖项目：

构建精神医学国家级教学平台，并充分发挥其示范、辐射和引领作用的实践（2014 年，二等奖）

医学拔尖人才科研创新能力培养的课程体系建设与实践（2018 年，二等奖）

网址：http：//xysm.csu.edu.cn

湖南中医药大学

成立时间：1934 年

所在地：湖南省长沙市

医学类本科专业及年度毕业生数：临床医学、医学影像学、口腔医学、☆中

---

①中南大学是“世界一流大学建设高校”。

医学、☆针灸推拿学、中医学（5+3）、☆中西医临床医学、药学、药物制剂、☆中药学、中药资源与开发、医学检验技术、康复治疗学、护理学。2017年毕业医学类专业本科生2513人，其中临床医学专业317人，中医学专业738人。

通过认证的专业及首次认证时间： 中医学（2014年）

医学类博士/硕士学位授权一级学科： 基础医学、中医学、中西医结合、药学、中药学、护理学

专业学位类别： 临床医学硕士、口腔医学硕士、护理硕士、中药学硕士、中医博士/硕士

直属附属医院： ▲湖南中医药大学第一附属医院、▲湖南中医药大学第二附属医院（湖南省中医院）、▲湖南中医药大学附属中西医结合医院

历史沿革： 湖南中医药大学的前身是1934年创办的湖南国医专科学校；1960年改为湖南中医学院。1990年、2002年原湖南科技大学和湖南省中医药研究院先后建制并入湖南中医学院。2006年，湖南中医学院更名为湖南中医药大学。

近两届国家级教学成果奖获奖项目：（暂无）

网址： http：//www.hnucm.edu.cn

南华大学（医科）①

成立时间： 1958年

所在地： 湖南省衡阳市

医学类本科专业及年度毕业生数： ☆临床医学、麻醉学、医学影像学、儿科学、口腔医学、☆预防医学、药学、药物制剂、医学检验技术、医学影像技术、卫生检验与检疫、护理学。2017年毕业医学类专业本科生1695人，其中临床医学专业1108人。

通过认证的专业及首次认证时间： 临床医学（2014年）

医学类博士/硕士学位授权一级学科： 基础医学、临床医学、公共卫生与预防医学、药学、特种医学

专业学位类别： 临床医学硕士、公共卫生硕士、护理硕士、药学硕士

直属附属医院： ▲南华大学附属第一医院、▲南华大学附属第二医院、南华大学附属第三医院、南华大学附属南华医院

历史沿革： 1958年始建湖南省衡阳医学院；1962年更名为衡阳医学高等专科学校；1977年更名为衡阳医学院；2000年与中南工学院合并组建南华大学。

近两届国家级教学成果奖获奖项目：（暂无）

网址： http：//www.usc.edu.cn

---

①南华大学医科相关学院有衡阳医学院、公共卫生学院、药学院、护理学院。

湖南师范大学医学院[①]

成立时间：2002 年

所在地：湖南省长沙市

医学类本科专业及年度毕业生数：临床医学、预防医学、药学、医学检验技术、护理学。2017 年毕业医学类专业本科生 320 人，其中临床医学专业 156 人。

通过认证的专业及首次认证时间：临床医学（2017 年）

医学类博士/硕士学位授权一级学科：基础医学、临床医学、公共卫生与预防医学、药学、护理学

专业学位类别：临床医学硕士、公共卫生硕士、护理硕士

直属附属医院：湖南师范大学附属湘东医院

历史沿革：湖南师范大学医学院起源于 1911 年美国人胡美博士设立的湘雅护病学校，历经湖南护士学校、湖南省卫生学校（1965～1984 年）、湖南省卫生职工医学院（1984～1989 年）、湖南医学高等专科学校（1989～2002 年）等时期。2002 年 3 月，湖南医学高等专科学校并入湖南师范大学，成为湖南师范大学医学院。

近两届国家级教学成果奖获奖项目：（暂无）

网址：http：//med.hunnu.edu.cn

吉首大学医学院

成立时间：2000 年

所在地：湖南省吉首市

医学类本科专业及年度毕业生数：临床医学、针灸推拿学、药学、医学检验技术、医学影像技术、康复治疗学、护理学。2017 年毕业医学类专业本科生 457 人，其中临床医学专业 270 人。

通过认证的专业及首次认证时间：（暂无）

医学类博士/硕士学位授权一级学科：（暂无）

专业学位类别：临床医学硕士、护理硕士

直属附属医院：（暂无）[②]

历史沿革：吉首大学创办于 1958 年 9 月。1978 年，原湖南医学院湘西分院并入吉首大学组建医疗系。2000 年 9 月，吉首卫生学校并入吉首大学，与医疗系合并组建吉首大学医学院。

近两届国家级教学成果奖获奖项目：（暂无）

---

①湖南师范大学是“世界一流学科建设高校”。

②吉首大学医学院目前主要临床实践教学基地是湘西自治州人民医院。

网址：http：//yixueyuan.jsu.edu.cn

长沙医学院

成立时间：1989年

所在地：湖南省长沙市

医学类本科专业及年度毕业生数：☆临床医学、医学影像学、口腔医学、预防医学、妇幼保健医学、中医学、针灸推拿学、药学、药物制剂、药物分析、中药学、医学检验技术、医学影像技术、眼视光学、康复治疗学、卫生检验与检疫、护理学。2017年毕业医学类专业本科生4183人，其中临床医学专业2295人，中医学专业152人。

通过认证的专业及首次认证时间：临床医学（2015年）

医学类博士/硕士学位授权一级学科：（暂无）

专业学位类别：（暂无）

直属附属医院：长沙医学院附属第一医院

历史沿革：长沙医学院的前身为1989年创办于衡阳的湘南中等卫生职业技术学校；1996年更名为湘南卫生中等专业学校；1999年升格为湘南医学高等专科学校；2001年，校本部迁至长沙市；2005年升格为长沙医学院。

近两届国家级教学成果奖获奖项目：（暂无）

网址：http：//www.csmu.edu.cn

湘南学院（医科）[①]

成立时间：1994年

所在地：湖南省郴州市

医学类本科专业及年度毕业生数：临床医学、医学影像学、预防医学、针灸推拿学、药学、医学检验技术、医学影像技术、康复治疗学、卫生检验与检疫、☆护理学。2017年毕业医学类专业本科生1952人，其中临床医学专业917人。

通过认证的专业及首次认证时间：临床医学（2016年）

医学类博士/硕士学位授权一级学科：（暂无）

专业学位类别：（暂无）

直属附属医院：湘南学院附属医院

历史沿革：1950年郴州地区卫生学校创建；1994年升格为郴州医学高等专科

①湘南学院医科相关院系有临床学院、基础医学院、公共卫生学院、护理学院、康复学院、药学院、医学检验与影像学院。

学校。2003 年，郴州师范高等专科学校、郴州医学高等专科学校、郴州教育学院、郴州师范学校合并组建湘南学院。

近两届国家级教学成果奖获奖项目：（暂无）

网址：http：//www.xnu.edu.cn

湖南医药学院

成立时间：2000 年

所在地：湖南省怀化市

医学类本科专业及年度毕业生数：临床医学、针灸推拿学、药学、中药学、医学检验技术、医学影像技术、康复治疗学、卫生检验与检疫、护理学、助产学。2017 年暂无本科毕业生。

通过认证的专业及首次认证时间：（暂无）

医学类博士/硕士学位授权一级学科：（暂无）

专业学位类别：（暂无）

直属附属医院：湖南医药学院第一附属医院

历史沿革：湖南医药学院的前身是创建于 1924 年的长沙私立仁术护病学校；1981 年迁入怀化，更名为怀化地区卫生学校；2000 年，升格为怀化医学高等专科学校；2014 年，经教育部批准，升格为湖南医药学院。

近两届国家级教学成果奖获奖项目：（暂无）

网址：http：//www.hnmu.com.cn

邵阳学院（医科）①

成立时间：1951 年

所在地：湖南省邵阳市

医学类本科专业及年度毕业生数：临床医学、药学、医学检验技术、护理学。2017 年暂无本科毕业生。

通过认证的专业及首次认证时间：（暂无）

医学类博士/硕士学位授权一级学科：（暂无）

专业学位类别：（暂无）

直属附属医院：邵阳学院附属第一医院、邵阳学院附属第二医院

历史沿革：1951 年 8 月，湖南省邵阳卫生技术学校成立；1986 年 3 月，更名为邵阳市卫生学校；2004 年，升格为邵阳医学高等专科学校；2016 年，并入邵阳

---

①邵阳学院医科相关学院有医学院、护理学院、药学院、医学检验学院。

学院。

近两届国家级教学成果奖获奖项目：（暂无）

网址：http：//www.hnsyu.net

湖南师范大学树达学院医学系

湖南师范大学树达学院 2001 年 8 月经湖南省人民政府批准成立，2004 年 1 月获教育部审核确认。目前设置的医学类本科专业有临床医学、药学、护理学。2017 年毕业医学类专业本科生 284 人，其中临床医学专业 178 人。学院位于湖南省长沙市，网址是 http：//sdw.hunnu.edu.cn。

南华大学船山学院医学系

南华大学船山学院于 2001 年 8 月经湖南省人民政府批准成立，2004 年经教育部确认为独立学院。目前设置的医学类本科专业有临床医学、麻醉学、医学影像学、预防医学、药学、医学检验技术、护理学。2017 年毕业医学类专业本科生 474 人，无临床医学专业毕业生①。学院位于湖南省衡阳市，网址是 http：//csxy.usc.edu.cn。

湖南中医药大学湘杏学院

湖南中医药大学湘杏学院创建于 2002 年，2004 年被教育部确认为独立学院。目前设置的医学类本科专业有中医学、针灸推拿学、中西医临床医学、药学、药物制剂、中药学、医学影像技术、康复治疗学、护理学。2017 年毕业医学类专业本科生 1233 人，其中中医学专业 279 人。学院位于湖南省长沙市，网址是 http：//xxxy.hnucm.edu.cn。

①从 2012 年起，南华大学船山学院暂停临床医学专业招生。

广 东 省

中山大学（医科）[①]

成立时间：1866 年

所在地：广东省广州市、深圳市

医学类本科专业及年度毕业生数：基础医学、☆临床医学、麻醉学、医学影像学、临床医学（八年制）、口腔医学、☆预防医学、药学、☆法医学、医学检验技术、康复治疗学、卫生检验与检疫、☆护理学。2017 年毕业医学类专业本科生 815 人，其中临床医学专业 369 人。

通过认证的专业及首次认证时间：临床医学（2015 年）、口腔医学（2013 年）

医学类博士/硕士学位授权一级学科：基础医学、临床医学、口腔医学、公共卫生与预防医学、中西医结合、药学、特种医学、医学技术、护理学

专业学位类别：临床医学博士/硕士、口腔医学博士/硕士、公共卫生硕士、护理硕士、药学硕士

直属附属医院：▲中山大学附属第一医院、▲中山大学孙逸仙纪念医院、▲中山大学附属第三医院、▲中山大学中山眼科中心、▲中山大学肿瘤防治中心、▲中山大学附属口腔医院、▲中山大学附属第五医院、▲中山大学附属第六医院、中山大学附属第七医院、中山大学附属第八医院

历史沿革：中山大学医科的一个源头是 1866 年成立的博济医学堂，1936 年发展成为岭南大学医学院；另一个源头是 1909 年成立的广东公医学堂，后来发展成广东公医医科大学，又并入国立广东大学，后随大学更名，1931 年称中山大学医学院。1953 年，中山大学医学院、岭南大学医学院合并成立华南医学院；1954 年，始建于 1908 年的广东光华医学院并入；1957 年，更名为中山医学院；1985 年，更名为中山医科大学。2001 年 10 月，中山大学和中山医科大学合并为新的中山大学。

近两届国家级教学成果奖获奖项目：

提高医学生临床技能教学质量的研究与实践（2014 年，二等奖）

以团队为基础的教学（TBL）在医学教育教学中的探索与实践（2018 年，二等奖）

---

①中山大学是“世界一流大学建设高校”。中山大学医科相关院系有广州校区北校园的中山医学院、公共卫生学院、光华口腔医学院、护理学院，广州校区东校园的药学院，以及深圳校区的医学院、公共卫生学院（深圳）、药学院（深圳）。

网址：http：//www.sysu.edu.cn

广州中医药大学①

成立时间：1956 年

所在地：广东省广州市

医学类本科专业及年度毕业生数：临床医学、医学影像学、☆中医学、☆针灸推拿学、中医学（5+3）、中西医临床医学、药学、药物制剂、☆中药学、中药资源与开发、中药制药、医学检验技术、眼视光学、康复治疗学、☆护理学。2017 年毕业医学类专业本科生 2025 人，其中中医学专业 842 人，暂无临床医学专业毕业生。

通过认证的专业及首次认证时间：中医学（2012 年）

医学类博士/硕士学位授权一级学科：临床医学、中医学、中西医结合、药学、中药学、护理学

专业学位类别：护理硕士、中药学硕士、中医博士/硕士

直属附属医院：▲广州中医药大学第一附属医院、▲广州中医药大学第二附属医院、广州中医药大学第三附属医院、广州中医药大学附属粤海医院

历史沿革：广州中医药大学原名广州中医学院，成立于 1956 年。其前身可追溯到 1924 年成立的广东中医药专门学校。1995 年，学校更名为广州中医药大学；原属卫生部、国家中医药管理局领导，2000 年转为中央和地方共建、以广东省管理为主。

近两届国家级教学成果奖获奖项目：

“重经典、强临床”高素质中医人才培养模式的构建与实践（2014 年，二等奖）

区域特色高素质创新型中医人才培养模式的改革与实践（2018 年，二等奖）

网址：http：//www.gzucm.edu.cn

南方医科大学②

成立时间：1951 年

所在地：广东省广州市

医学类本科专业及年度毕业生数：基础医学、☆临床医学、麻醉学、☆医学影像学、精神医学、儿科学、临床医学（八年制）③、口腔医学、☆预防医学、☆

①广州中医药大学是“世界一流学科建设高校”。

②南方医科大学是广东省人民政府、国家卫生健康委员会和教育部共建的医学院校。

③该校临床医学八年制专业学生入学后前两年在国防科技大学培养。

中医学、针灸推拿学、中西医临床医学、药学、药物制剂、临床药学、中药学、中药制药、法医学、☆医学检验技术、医学实验技术、医学影像技术、康复治疗学、康复物理治疗、康复作业治疗、☆护理学、助产学。2017 年毕业医学类专业本科生 1821 人，其中临床医学专业 668 人，中医学专业 133 人。

通过认证的专业及首次认证时间： 临床医学（2015 年）、中医学（2011 年）、护理学（2010 年）

医学类博士/硕士学位授权一级学科： 基础医学、临床医学、口腔医学、公共卫生与预防医学、中医学、中西医结合、药学、中药学、特种医学、医学技术、护理学

专业学位类别： 临床医学博士/硕士、口腔医学硕士、公共卫生硕士、护理硕士、药学硕士、中药学硕士、中医硕士

直属附属医院： ▲南方医科大学第一附属医院（南方医院）、▲南方医科大学珠江医院、▲南方医科大学第三附属医院、▲南方医科大学中西医结合医院、南方医科大学第五附属医院、南方医科大学深圳医院、南方医科大学口腔医院（广东省口腔医院）、南方医科大学深圳口腔医院（广东省深圳牙科医疗中心）、南方医科大学皮肤病医院（广东省皮肤病医院）

历史沿革： 南方医科大学的前身是东北军区军医学校，1951 年创建于齐齐哈尔市，于 1970 年迁到广东省广州市。1975 年 7 月经中央军委批准，学校更名为中国人民解放军第一军医大学。2004 年 8 月，根据国务院、中央军委决定，学校整体移交广东省，更名为南方医科大学。

近两届国家级教学成果奖获奖项目：

网络题库与考试评价系统的研发与应用（2014 年，二等奖）

建立“互利共享，开放多元”的资源聚集机制，创新医学人才协同培养模式（2014 年，二等奖）

网址： http：//www.fimmu.com

暨南大学（医科）①

成立时间： 1978 年

所在地： 广东省广州市

医学类本科专业及年度毕业生数： ☆临床医学、口腔医学、中医学、针灸推拿学、药学、临床药学、中药学、护理学。2017 年毕业医学类专业本科生 221 人，其中临床医学专业 101 人，中医学专业 13 人。

---

①暨南大学是“世界一流学科建设高校”，暨南大学医学院是国务院侨办、国家卫生健康委员会和教育部共建的医学院。暨南大学医科相关院系有医学部、药学院。

通过认证的专业及首次认证时间：中医学（2009 年）

医学类博士/硕士学位授权一级学科：基础医学、临床医学、公共卫生与预防医学、中医学、中西医结合、药学、中药学、护理学

专业学位类别：临床医学博士/硕士、口腔医学硕士、公共卫生硕士、护理硕士、药学硕士、中医硕士

直属附属医院：▲暨南大学附属第一医院（广州华侨医院）

历史沿革：1978 年，在“文化大革命”中停办的暨南大学复办，同时创办暨南大学医学院。2001 年，暨南大学成立药学院。2007 年 2 月，暨南大学成立医学部。

近两届国家级教学成果奖获奖项目：

“药物研发链”与“专业课程链”双链融合的药学创新人才培养模式构建与实践（2018 年，二等奖）

网址：http：//www.jnu.edu.cn

广州医科大学

成立时间：1958 年

所在地：广东省广州市

医学类本科专业及年度毕业生数：☆临床医学、麻醉学、医学影像学、精神医学、儿科学、口腔医学、预防医学、中西医临床医学、药学、临床药学、☆医学检验技术、康复治疗学、护理学。2017 年毕业医学类专业本科生 865 人，其中临床医学专业 384 人。

通过认证的专业及首次认证时间：口腔医学（2015 年）、临床医学（2016 年）

医学类博士/硕士学位授权一级学科：基础医学、临床医学、公共卫生与预防医学、中西医结合、药学、护理学

专业学位类别：临床医学硕士、口腔医学硕士、公共卫生硕士、护理硕士、药学硕士

直属附属医院：▲广州医科大学附属第一医院、▲广州医科大学附属第二医院、▲广州医科大学附属第三医院、广州医科大学附属第五医院、广州医科大学附属口腔医院、▲广州医科大学附属肿瘤医院

历史沿革：1953 年，广州市第一、二、三、四医士学校合并组建广州医士学校；1958 年，升格为广州医学院。2005 年，广州护士学校、广州卫生学校并入广州医学院；2013 年，更名为广州医科大学。

近两届国家级教学成果奖获奖项目：（暂无）

网址：http：//www.gzhmu.edu.cn

汕头大学医学院

成立时间： 1983 年

所在地： 广东省汕头市

医学类本科专业及年度毕业生数： ☆临床医学、临床医学（5+3）、口腔医学、护理学。2017 年毕业医学类专业本科生 286 人，其中临床医学专业 277 人。

通过认证的专业及首次认证时间： 临床医学（2009 年）、护理学（2017 年）

医学类博士/硕士学位授权一级学科： 基础医学、临床医学、公共卫生与预防医学、药学

专业学位类别： 临床医学硕士、公共卫生硕士、护理硕士、药学硕士

直属附属医院： ▲汕头大学医学院第一附属医院、汕头大学医学院第二附属医院、汕头大学医学院附属肿瘤医院、汕头大学精神卫生中心、汕头大学/香港中文大学联合汕头国际眼科中心

历史沿革： 汕头大学医学院的前身可追溯到 1924 年成立的潮州产科传习所；1959 年 4 月，升格为广东省汕头医学专科学校。1983 年 9 月，汕头医学专科学校并入汕头大学，改办为汕头大学医学院。

近两届国家级教学成果奖获奖项目：

国际化视野下卓越医生培养的综合改革与实践（2014 年，一等奖）

医学人文教育的实践与创新——HEART 培养模式的探索（2018 年，二等奖）

网址： http：//www.med.stu.edu.cn

广东医科大学

成立时间： 1958 年

所在地： 广东省湛江市、东莞市

医学类本科专业及年度毕业生数： ☆临床医学、麻醉学、☆医学影像学、儿科学、口腔医学、预防医学、药学、药物分析、中药学、法医学、☆医学检验技术、医学实验技术、康复治疗学、卫生检验与检疫、☆护理学。2017 年毕业医学类专业本科生 3944 人，其中临床医学专业 1421 人。

通过认证的专业及首次认证时间：（暂无）

医学类博士/硕士学位授权一级学科： 基础医学、临床医学、公共卫生与预防医学、药学、医学技术

专业学位类别： 临床医学硕士、公共卫生硕士、药学硕士

直属附属医院： ▲广东医科大学附属医院、广东医科大学附属第二医院

历史沿革： 1958 年，中山医学院湛江分院成立；1964 年，更名为湛江医学院；

1992 年，更名为广东医学院；2016 年，更名为广东医科大学。

近两届国家级教学成果奖获奖项目：（暂无）

网址：http：//www.gdmu.edu.cn

广东药科大学

成立时间：1958 年

所在地：广东省广州市、中山市

医学类本科专业及年度毕业生数：临床医学、☆预防医学、中医学、☆药学、☆药物制剂、临床药学、药事管理、药物分析、药物化学、海洋药学、中药学、中药资源与开发、中药制药、中草药栽培与鉴定、医学检验技术、康复治疗学、卫生检验与检疫、护理学。2017 年毕业医学类专业本科生 2135 人，其中临床医学专业 173 人，暂无中医学专业毕业生。

通过认证的专业及首次认证时间：临床医学（2014 年）、药学（2014 年）

医学类博士/硕士学位授权一级学科：基础医学、公共卫生与预防医学、药学、中西医结合

专业学位类别：临床医学硕士、公共卫生硕士、护理硕士、药学硕士、中药学硕士

直属附属医院：▲广东药科大学附属第一医院

历史沿革：1958 年，广东省卫生干部进修学院成立；1978 年，升格为广东医药学院；1994 年，更名为广东药学院；2016 年，更名为广东药科大学。

近两届国家级教学成果奖获奖项目：（暂无）

网址：http：//www.gdpu.edu.cn

深圳大学医学部

成立时间：2008 年

所在地：广东省深圳市

医学类本科专业及年度毕业生数：临床医学、口腔医学、药学、护理学。2017 年毕业医学类专业本科生 62 人，其中临床医学专业 30 人。

通过认证的专业及首次认证时间：临床医学（2016 年）

医学类博士/硕士学位授权一级学科：基础医学

专业学位类别：临床医学硕士、药学硕士

直属附属医院：深圳大学总医院

历史沿革：深圳大学成立于 1983 年。深圳大学医学院于 2008 年成立，2009 年 9 月首次招收临床医学专业学生。深圳大学于 2013 年成立医学部。

近两届国家级教学成果奖获奖项目：（暂无）

网址：http：//med.szu.edu.cn

韶关学院医学院

成立时间：2002 年

所在地：广东省韶关市

医学类本科专业及年度毕业生数：临床医学、医学检验技术、护理学。2017 年毕业医学类专业本科生 258 人，其中临床医学专业 142 人。

通过认证的专业及首次认证时间：（暂无）

医学类博士/硕士学位授权一级学科：（暂无）

专业学位类别：（暂无）

直属附属医院：韶关学院医学院附属医院

历史沿革：1914 年，英国基督教循道公会创办循理护校；1952 年循理护校、广东省第三医士学校、广东省第六卫生学校合并为广东省韶关卫生学校；1995 年原韶关市护士学校合并入韶关卫生学校。2002 年，韶关卫生学校升格为韶关学院医学院，成为具有独立法人资格的韶关学院校外二级学院，同时保留中专部。

近两届国家级教学成果奖获奖项目：（暂无）

网址：http：//www.sgumc.com.cn

嘉应学院医学院

成立时间：2003 年

所在地：广东省梅州市

医学类本科专业及年度毕业生数：临床医学、药学、医学检验技术、护理学。2017 年毕业医学类专业本科生 247 人，暂无临床医学专业毕业生。

通过认证的专业及首次认证时间：（暂无）

医学类博士/硕士学位授权一级学科：（暂无）

专业学位类别：（暂无）

直属附属医院：嘉应学院医学院附属医院

历史沿革：嘉应学院医学院的前身为创办于 1951 年的广东省第四医士学校；1993 年更名为广东省梅州市卫生学校；2003 年，并入嘉应学院，改建为嘉应学院医学院。

近两届国家级教学成果奖获奖项目：（暂无）

网址：http：//www.jyxyyxy.com

广西壮族自治区

广西医科大学

成立时间：1934 年

所在地：广西壮族自治区南宁市、玉林市

医学类本科专业及年度毕业生数：☆临床医学、麻醉学、医学影像学、精神医学、儿科学、临床医学（5+3）、☆口腔医学、☆预防医学、☆药学、临床药学、中药资源与开发、法医学、医学检验技术、医学实验技术、康复治疗学、卫生检验与检疫、☆护理学、助产学。2017 年毕业医学类专业本科生 1458 人，其中临床医学专业 896 人。

通过认证的专业及首次认证时间：临床医学（2011 年）、口腔医学（2015 年）、护理学（2011 年）

医学类博士/硕士学位授权一级学科：基础医学、临床医学、口腔医学、公共卫生与预防医学、中西医结合、药学、护理学

专业学位类别：临床医学博士/硕士、口腔医学博士/硕士、公共卫生硕士、护理硕士、药学硕士

直属附属医院：▲广西医科大学第一附属医院、▲广西医科大学第二附属医院、广西医科大学附属肿瘤医院、▲广西医科大学附属口腔医院、广西医科大学附属武鸣医院、广西医科大学附属埌东医院

历史沿革：1934 年，广西省立医学院在南宁市创建。1949 年以前，学校在战乱中七次迁徙校址，三次变更校名。1949 年 11 月更名为广西省医学院；1953 年改称广西医学院；1996 年 5 月更名为广西医科大学。

近两届国家级教学成果奖获奖项目：（暂无）

网址：http：//www.gxmu.edu.cn

广西中医药大学

成立时间：1956 年

所在地：广西壮族自治区南宁市

医学类本科专业及年度毕业生数：临床医学、口腔医学、预防医学、食品卫生与营养学、中医学、针灸推拿学、壮医学、中医学（5+3）、中西医临床医学、药学、药物制剂、临床药学、中药学、中药资源与开发、医学检验技术、医学影像技术、康复治疗学、护理学。2017 年毕业医学类专业本科生 1408 人，其中临床医学专业 131 人，中医学专业 246 人，壮医学专业 57 人。

通过认证的专业及首次认证时间：中医学（2015 年）、临床医学（2016 年）、护理学（2017 年）、中药学（2017 年）

医学类博士/硕士学位授权一级学科：临床医学、中医学、中西医结合、药学、中药学、护理学

专业学位类别：护理硕士、中药学硕士、中医博士/硕士

直属附属医院：▲广西中医药大学第一附属医院、▲广西中医药大学附属瑞康医院

历史沿革：1934 年，广西省立医药研究所创立，在此基础上广西中医学院于 1956 年建立；1970 年南宁医学专科学校并入，组成新的广西中医学院；2012 年，更名为广西中医药大学。

近两届国家级教学成果奖获奖项目：

文化引领、突出特色，创新民族地区中医人才培养体系的探索与实践（2018 年，二等奖）

网址：http：//www.gxtcmu.edu.cn

桂林医学院

成立时间：1935 年

所在地：广西壮族自治区桂林市

医学类本科专业及年度毕业生数：临床医学、医学影像学、儿科学、口腔医学、预防医学、食品卫生与营养学、☆药学、药物制剂、临床药学、中药学、医学检验技术、康复治疗学、卫生检验与检疫、护理学、助产学。2017 年毕业医学类专业本科生 1572 人，其中临床医学专业 552 人。

通过认证的专业及首次认证时间：临床医学（2012 年）

医学类博士/硕士学位授权一级学科：基础医学、临床医学、公共卫生与预防医学、药学、医学技术

专业学位类别：临床医学硕士、公共卫生硕士、药学硕士

直属附属医院：▲桂林医学院附属医院、桂林医学院第二附属医院

历史沿革：1935 年，广西省立桂林高级助产护士学校建立；1958 年更名为桂林医学专科学校；1987 年升格更名为桂林医学院。

近两届国家级教学成果奖获奖项目：（暂无）

网址：http：//www.glmc.edu.cn

右江民族医学院

成立时间：1958 年

所在地：广西壮族自治区百色市

医学类本科专业及年度毕业生数：临床医学、医学影像学、口腔医学、预防医学、食品卫生与营养学、药学、中药学、医学检验技术、医学实验技术、康复治疗学、卫生检验与检疫、护理学。2017 年毕业医学类专业本科生 1663 人，其中临床医学专业 698 人。

通过认证的专业及首次认证时间：临床医学（2015 年）

医学类博士/硕士学位授权一级学科：基础医学、临床医学

专业学位类别：临床医学硕士、口腔医学硕士、护理硕士

直属附属医院：▲右江民族医学院附属医院

历史沿革：右江民族医学院的前身是创建于 1958 年的广西百色医学专科学校；1978 年，更名为右江民族医学院。

近两届国家级教学成果奖获奖项目：（暂无）

网址：http：//www.ymcn.gx.cn

广西科技大学医学院

成立时间：1958 年

所在地：广西壮族自治区柳州市

医学类本科专业及年度毕业生数：临床医学、预防医学、药学、医学检验技术、护理学。2017 年暂无本科毕业生。

通过认证的专业及首次认证时间：（暂无）

医学类博士/硕士学位授权一级学科：（暂无）

专业学位类别：（暂无）

直属附属医院：广西科技大学第一附属医院、广西科技大学第二附属医院

历史沿革：广西科技大学医学院的前身是创办于 1951 年的广西省第四医士学校，1958 年改称柳州医学专科学校；1962 年，更名为广西柳州卫生学校；2003 年升格为柳州医学高等专科学校。2013 年，柳州医学高等专科学校与广西工学院合并建立广西科技大学，冠名为广西科技大学医学院。

近两届国家级教学成果奖获奖项目：（暂无）

网址：http：//www.gxut.edu.cn

广西中医药大学赛恩斯新医药学院

广西中医药大学赛恩斯新医药学院于 2002 年开始试办，2004 年获教育部确认为独立学院。目前设置的医学类本科专业有中医学、针灸推拿学、药学、药物制剂、中药学、医学检验技术、医学影像技术、康复治疗学、口腔医学技术、护理学。2017 年毕业医学类专业本科生 2102 人，其中中医学专业 1495 人。学院位于广西壮族自治区南宁市，网址是 http：//www.gxzyxysy.com。

海 南 省

海南医学院

成立时间： 1951 年

所在地： 海南省海口市

医学类本科专业及年度毕业生数： ☆临床医学、医学影像学、精神医学、儿科学、口腔医学、预防医学、中医学、针灸推拿学、中西医临床医学、☆药学、临床药学、中药学、海洋药学、医学检验技术、康复治疗学、护理学。2017 年毕业医学类专业本科生 1434 人，其中临床医学专业 417 人，中医学专业 91 人。

通过认证的专业及首次认证时间： 临床医学（2014 年）、药学（2014 年）

医学类博士/硕士学位授权一级学科： 基础医学、临床医学、中医学、药学

专业学位类别： 临床医学硕士、口腔医学硕士、公共卫生硕士、护理硕士、药学硕士

直属附属医院： ▲海南医学院第一附属医院、▲海南医学院第二附属医院、▲海南医学院附属海南医院（海南省人民医院）

历史沿革： 海南医学院的前身是 1947 年创建的私立海强医事职业学校和 1948 年创建的海南大学医学院。1951 年，两校合并为海南医学专门学校；1952 年改称海南医学专科学校。1983 年，海南医学专科学校并入海南大学，称为海南大学医学部。1989 年，海南大学医学部从海南大学分出，筹建海南医学院。1993 年 7 月，海南医学院正式成立。

近两届国家级教学成果奖获奖项目： （暂无）

网址： http：//www.hainmc.edu.cn

重 庆 市

重庆医科大学[①]

成立时间：1956 年

所在地：重庆市渝中区

医学类本科专业及年度毕业生数：基础医学、☆临床医学、麻醉学、医学影像学、精神医学、儿科学、临床医学（5+3）、口腔医学、预防医学、食品卫生与营养学、中医学、针灸推拿学、中西医临床医学、☆药学、药物制剂、临床药学、中药学、中药制药、法医学、☆医学检验技术、医学实验技术、医学影像技术、康复治疗学、口腔医学技术、卫生检验与检疫、☆护理学。2017 年毕业医学类专业本科生 3855 人，其中临床医学专业 1385 人，中医学专业 222 人。

通过认证的专业及首次认证时间：临床医学（2012 年）、口腔医学（2013 年）、护理学（2013 年）

医学类博士/硕士学位授权一级学科：基础医学、临床医学、口腔医学、公共卫生与预防医学、中医学、中西医结合、药学、特种医学、医学技术、护理学

专业学位类别：临床医学博士/硕士、口腔医学博士/硕士、公共卫生硕士、护理硕士、药学硕士、中医博士/硕士

直属附属医院：▲重庆医科大学附属第一医院、▲重庆医科大学附属第二医院、▲重庆医科大学附属儿童医院、▲重庆医科大学附属口腔医院、▲重庆医科大学附属永川医院、重庆医科大学附属大学城医院、重庆医科大学康复医院、重庆医科大学附属第三医院[②]

历史沿革：1956 年，上海第一医学院分迁到重庆建成重庆医学院；1985 年更名为重庆医科大学。

近两届国家级教学成果奖获奖项目：（暂无）

网址：http：//www.cqmu.edu.cn

陆军军医大学（第三军医大学）

成立时间：1954 年

所在地：重庆市沙坪坝区

①重庆医科大学是重庆市人民政府、国家卫生健康委员会和教育部共建的医学院校。

②该院由重庆医科大学与重庆捷尔医疗设备有限公司联合建立。

医学类本科专业及年度毕业生数：基础医学（八年制）、临床医学、临床医学（八年制）、口腔医学、医学检验技术、医学影像技术、预防医学、药学、护理学。

通过认证的专业及首次认证时间：（暂无）

医学类博士/硕士学位授权一级学科：基础医学、临床医学、口腔医学、公共卫生与预防医学、中西医结合、药学、护理学

专业学位类别：临床医学博士/硕士、口腔医学硕士、公共卫生硕士、护理硕士、药学硕士

直属附属医院：▲第三军医大学第一附属医院（西南医院）、▲第三军医大学第二附属医院（新桥医院）、▲第三军医大学第三附属医院（大坪医院）

历史沿革：1954年，第六、第七军医大学合并（第六军医大学的前身系第四野战军医科学校和原国立中正医学院，第七军医大学的前身为第二野战军医科大学）组建新的第七军医大学；1975年更名为第三军医大学。2017年，根据中央军委命令，以第三军医大学、白求恩医务士官学校为基础，纳入西部战区陆军综合训练基地军医训练大队（新疆呼图壁）、解放军第八医院（西藏日喀则）、解放军第二六〇医院（河北石家庄），组建陆军军医大学。

近两届国家级教学成果奖获奖项目：

现代卫勤教育训练模式及其基地建设的研究与实践（2014年，二等奖）

以能力为中心的本科创新教育体系构建与实践（2018年，二等奖）

网址：http：//www.tmmu.edu.cn

四 川 省

四川大学华西医学中心[①]

成立时间：1910 年

所在地：四川省成都市

医学类本科专业及年度毕业生数：☆基础医学、☆临床医学、临床医学（八年制）、☆口腔医学、口腔医学（5+3）、预防医学、食品卫生与营养学、☆药学、临床药学、☆法医学、医学检验技术、医学影像技术、眼视光学、康复治疗学、口腔医学技术、卫生检验与检疫、☆护理学。2017 年毕业医学类专业本科生 1123 人，其中临床医学专业 252 人。

通过认证的专业及首次认证时间：口腔医学（2014 年）

医学类博士/硕士学位授权一级学科：基口腔础医学、临床医学、口腔医学、公共卫生与预防医学、中西医结合、药学、特种医学、医学技术、护理学

专业学位类别：临床医学博士/硕士、口腔医学博士/硕士、公共卫生硕士、护理硕士、药学硕士

直属附属医院：▲四川大学华西医院、▲四川大学华西第二医院、▲四川大学华西口腔医院、四川大学华西第四医院

历史沿革：1910 年，美国、英国、加拿大的五个教会组织在成都创办私立华西协和大学（简称“华西大学”）；1914 年，设置医科；1951 年更名为国立人民华西大学；1953 年改称四川医学院；1985 年改名为华西医科大学。2000 年，华西医科大学与四川大学合并，成为四川大学华西医学中心。

近两届国家级教学成果奖获奖项目：

以“胜任力为导向、整合为策略”的医学人才培养战略研究与实践（2014 年，二等奖）

以胜任力为导向，构建口腔医学本科精英人才培养新模式（2014 年，二等奖）

网址：http：//wcums.scu.edu.cn

成都中医药大学[②]

成立时间：1956 年

①四川大学是“世界一流大学建设高校”。

②成都中医药大学是“世界一流学科建设高校”。

所在地：四川省成都市

医学类本科专业及年度毕业生数：临床医学、预防医学、食品卫生与营养学、☆中医学、☆针灸推拿学、☆藏医学、中医学（5+3）、中医养生学、☆中西医临床医学、药学、药物制剂、☆中药学、中药资源与开发、藏药学、医学检验技术、眼视光学、康复治疗学、卫生检验与检疫、☆护理学。2017 年毕业医学类专业本科生 2857 人，其中临床医学专业 406 人，中医学专业 468 人，藏医学专业 33 人。

通过认证的专业及首次认证时间：中医学（2012 年）

医学类博士/硕士学位授权一级学科：基础医学、临床医学、公共卫生与预防医学、中医学、中西医结合、药学、中药学、护理学

专业学位类别：护理硕士、药学硕士、中药学硕士、中医博士/硕士

直属附属医院：▲成都中医药大学附属医院（四川省中医院）、成都中医药大学第二附属医院、成都中医药大学第三附属医院、成都中医药大学附属眼科医院

历史沿革：成都中医学院创建于 1956 年；1995 年更名为成都中医药大学。

近两届国家级教学成果奖获奖项目：

中药学三类型多元化人才培养模式的构建与实践（2018 年，二等奖）

网址：http：//www.cdutcm.edu.cn

西南医科大学

成立时间：1951 年

所在地：四川省泸州市

医学类本科专业及年度毕业生数：基础医学、☆临床医学、☆麻醉学、医学影像学、儿科学、口腔医学、预防医学、食品卫生与营养学、中医学、☆中西医临床医学、药学、临床药学、中药学、医学检验技术、医学影像技术、眼视光学、康复治疗学、卫生检验与检疫、护理学。2017 年毕业医学类专业本科生 3008 人，其中临床医学专业 1517 人，中医学专业 41 人。

通过认证的专业及首次认证时间：（暂无）

医学类博士/硕士学位授权一级学科：基础医学、临床医学、中医学、中西医结合、药学、中药学、护理学

专业学位类别：临床医学硕士、口腔医学硕士、公共卫生硕士、护理硕士、药学硕士、中医硕士

直属附属医院：▲西南医科大学附属医院、▲西南医科大学附属中医医院、西南医科大学附属口腔医院

历史沿革：西南医科大学的前身是创建于 1951 年的西南区川南医士学校；1959 年升格为泸州医学专科学校；1978 年升格为本科院校并更名为泸州医学院；

2015年4月，更名为四川医科大学；2015年12月，更名为西南医科大学。

近两届国家级教学成果奖获奖项目：（暂无）

网址：http：//www.swmu.edu.cn

川北医学院

成立时间：1951年

所在地：四川省南充市

医学类本科专业及年度毕业生数：临床医学、麻醉学、☆医学影像学、眼视光医学、精神医学、口腔医学、预防医学、中西医临床医学、药学、法医学、医学检验技术、医学影像技术、眼视光学、护理学、助产学。2017年毕业医学类专业本科生2555人，其中临床医学专业1315人。

通过认证的专业及首次认证时间：（暂无）

医学类博士/硕士学位授权一级学科：基础医学、临床医学、药学、医学技术

专业学位类别：临床医学硕士、口腔医学硕士、护理硕士、中医硕士

直属附属医院：▲川北医学院附属医院

历史沿革：川北医学院的前身是创建于1951年的西南区川北医士学校；1965年升格更名为南充医学专科学校；1985年升格更名为川北医学院。

近两届国家级教学成果奖获奖项目：（暂无）

网址：http：//www.nsmc.edu.cn

成都医学院

成立时间：1947年

所在地：四川省成都市

医学类本科专业及年度毕业生数：临床医学、麻醉学、医学影像学、儿科学、预防医学、药学、药物制剂、中药学、医学检验技术、康复治疗学、卫生检验与检疫、护理学。2017年毕业医学类专业本科生1651人，其中临床医学专业608人。

通过认证的专业及首次认证时间：临床医学（2015年）

医学类博士/硕士学位授权一级学科：基础医学、医学技术

专业学位类别：临床医学硕士、公共卫生硕士、护理硕士、药学硕士

直属附属医院：▲成都医学院第一附属医院

历史沿革：成都医学院的前身可追溯到1947年创建的豫皖苏军区卫生学校；1974年定址成都市天回镇，命名为成都军区军医学校；1993年升格为中国人民解放军成都医学高等专科学校；1999 年更名为第三军医大学成都军医学院。2004

年 8 月，学校移交四川省，定名成都医学院。

近两届国家级教学成果奖获奖项目：（暂无）

网址：http：//www.cmc.edu.cn

电子科技大学医学院①

成立时间：2013 年

所在地：四川省成都市

医学类本科专业及年度毕业生数：临床医学、护理学。2017 年暂无本科毕业生。

通过认证的专业及首次认证时间：（暂无）

医学类博士/硕士学位授权一级学科：临床医学

专业学位类别：护理硕士、药学硕士

直属附属医院：▲电子科技大学附属医院（四川省人民医院）

历史沿革：2013 年，电子科技大学与四川省人民医院签约，合作共建医学院。

近两届国家级教学成果奖获奖项目：（暂无）

网址：http：//www.med.uestc.edu.cn

成都体育学院运动医学与健康学院

成立时间：1960 年

所在地：四川省成都市

医学类本科专业及年度毕业生数：☆中医学、康复治疗学。2017 年毕业医学类专业本科生 116 人，其中中医学专业 116 人。

通过认证的专业及首次认证时间：（暂无）

医学类博士/硕士学位授权一级学科：临床医学、中西医结合

专业学位类别：中医硕士

直属附属医院：成都体育学院附属体育医院

历史沿革：成都体育学院的前身系四川省立体育专科学校；1950 年更名为成都体育专科学校；1956 年更名为成都体育学院。1958 年和 1960 年，成都体育学院先后建立了附属体育医院和运动保健系。2016 年，成都体育学院组建运动医学与健康学院。

近两届国家级教学成果奖获奖项目：（暂无）

网址：http：//ydyxx.cdsu.edu.cn

---

①电子科技大学是“世界一流大学建设高校”。

成都大学（医科）[①]

成立时间：2006 年

所在地：四川省成都市

医学类本科专业及年度毕业生数：临床医学、药学、口腔医学技术、护理学。2017 年毕业医学类专业本科生 198 人，其中临床医学专业 36 人。

通过认证的专业及首次认证时间：（暂无）

医学类博士/硕士学位授权一级学科：药学

专业学位类别：（暂无）

直属附属医院：▲成都大学附属医院

历史沿革：成都大学始建于 1978 年；1983 年，停办本科，改办专科；2003 年，升格为本科院校，更名为成都学院。2006 年，成都教育学院、成都幼儿师范学校、成都卫生学校（创建于 1952 年）正式并入成都学院。2013 年，中国医药集团总公司属下的四川抗菌素工业研究所整体划转成都学院。2018 年，成都学院更名为成都大学。

近两届国家级教学成果奖获奖项目：（暂无）

网址：http：//www.cdu.edu.cn

攀枝花学院（医科）[②]

成立时间：1998 年

所在地：四川省攀枝花市

医学类本科专业及年度毕业生数：临床医学、护理学。2017 年毕业医学类专业本科生 211 人，其中临床医学专业 120 人。

通过认证的专业及首次认证时间：（暂无）

医学类博士/硕士学位授权一级学科：（暂无）

专业学位类别：（暂无）

直属附属医院：▲攀枝花学院附属医院

历史沿革：攀枝花学院医科的前身是四川省攀枝花卫生学校，始建于 1972 年，时称四川省渡口卫生学校。1998 年，攀枝花卫生学校并入攀枝花大学，成立攀枝花大学医学系。2001 年，攀枝花大学改建为本科院校并更名为攀枝花学院。2006 年，攀枝花学院医学院成立。

近两届国家级教学成果奖获奖项目：（暂无）

网址：http：//www.pzhu.cn

---

①成都大学医科相关院系有医学院、护理学院、药学与生物工程学院。

②攀枝花学院医科相关学院有医学院、康养学院。

贵 州 省

贵州医科大学

成立时间：1938年

所在地：贵州省贵阳市

医学类本科专业及年度毕业生数：基础医学、☆临床医学、麻醉学、医学影像学、眼视光医学、儿科学、口腔医学、☆预防医学、食品卫生与营养学、☆药学、药物制剂、临床药学、药事管理、中药学、法医学、☆医学检验技术、医学实验技术、医学影像技术、康复治疗学、卫生检验与检疫、护理学、助产学。2017年毕业医学类专业本科生3115人，其中临床医学专业1121人。

通过认证的专业及首次认证时间：临床医学（2016年）、护理学（2017年）

医学类博士/硕士学位授权一级学科：基础医学、临床医学、口腔医学、公共卫生与预防医学、药学、护理学

专业学位类别：临床医学博士/硕士、口腔医学硕士、公共卫生硕士、护理硕士、药学硕士

直属附属医院：▲贵州医科大学附属医院、▲贵州医科大学第二附属医院、贵州医科大学第三附属医院、贵州医科大学附属肿瘤医院、贵州医科大学附属白云医院、贵州医科大学附属乌当医院、贵州医科大学附属口腔医院

历史沿革：贵州医科大学成立于1938年，原名国立贵阳医学院；1950年划归贵州省政府管理，更名为贵阳医学院；2015年更名为贵州医科大学。

近两届国家级教学成果奖获奖项目：（暂无）

网址：http：//www.gmc.edu.cn/

贵州中医药大学

成立时间：1965年

所在地：贵州省贵阳市

医学类本科专业及年度毕业生数：中医学、☆针灸推拿学、中医养生学、☆中西医临床医学、药学、☆药物制剂、☆中药学、中药资源与开发、中药制药、中草药栽培与鉴定、医学检验技术、康复治疗学、护理学。2017年毕业医学类专业本科生1754人，其中中医学专业478人。

通过认证的专业及首次认证时间：中药学（2017年）、中医学（2018年）

医学类博士/硕士学位授权一级学科：中医学、中西医结合、中药学

专业学位类别：护理硕士、中药学硕士、中医硕士

直属附属医院：▲贵阳中医学院第一附属医院（贵州省中医院）、▲贵阳中医第二附属医院（贵州省中西医结合医院）

历史沿革：1965 年，贵阳医学院祖国医学系、贵阳市中医医院、贵州省卫生干部进修学校、贵州省中医研究所等单位合并成立贵阳中医学院。2018 年，更名为贵州中医药大学。

近两届国家级教学成果奖获奖项目：（暂无）

网址：http：//www.gyctcm.edu.cn

遵义医科大学

成立时间：1947 年

所在地：贵州省遵义市、广东省珠海市

医学类本科专业及年度毕业生数：☆临床医学、☆麻醉学、医学影像学、精神医学、儿科学、☆口腔医学、预防医学、药学、药物制剂、临床药学、法医学、医学检验技术、医学影像技术、康复治疗学、口腔医学技术、☆护理学、助产学。2017 年毕业医学类专业本科生 1840 人，其中临床医学专业 901 人。

通过认证的专业及首次认证时间：口腔医学（2014 年）

医学类博士/硕士学位授权一级学科：基础医学、临床医学、口腔医学、公共卫生与预防医学、药学、护理学

专业学位类别：临床医学硕士、口腔医学硕士、护理硕士、药学硕士

直属附属医院：▲遵义医科大学附属医院、遵义医科大学附属口腔医院、遵义医科大学第五附属医院（该院由遵义医科大学与珠海市斗门区人民政府合作举办）

历史沿革：遵义医科大学的前身是创建于 1947 年的关东医学院。1949 年，关东医学院并入新成立的大连大学；1950 年大连大学撤销后，独立为大连医学院，成为五年制医科高校。1969 年，大连医学院迁至遵义，更名为遵义医学院。2018 年，遵义医学院更名为遵义医科大学。

近两届国家级教学成果奖获奖项目：

以提升岗位胜任能力为核心的麻醉学人才培养模式创新与实践（2018 年，二等奖）

网址：http：//www.zmu.edu.cn

遵义医科大学医学与科技学院

遵义医科大学医学与科技学院创建于 2001 年，由高科教育科技（北京）有限

公司与遵义医科大学联合举办。目前设置的医学类本科专业有临床医学、麻醉学、口腔医学、法医学、药学、药物制剂、医学检验技术、医学影像技术、口腔医学技术、护理学。2017 年毕业医学类专业本科生 1366 人，其中临床医学专业 543 人。学院位于贵州省遵义市，网址是 http：//mts.zmc.edu.cn。

贵州医科大学神奇民族医药学院

贵州医科大学神奇民族医药学院由贵州医科大学（原贵阳医学院）和贵州神奇集团联合举办，2004 年经教育部批准成为独立学院。目前设置的医学类本科专业有临床医学、麻醉学、口腔医学、药学、食品卫生与营养学、康复治疗学、医学影像技术、医学检验技术、护理学。2017 年毕业医学类专业本科生 1572 人，其中临床医学专业 342 人。学院位于贵州省贵阳市，网址是 http：//www.gysqxy.cn。

贵州中医药大学时珍学院

贵州中医药大学时珍学院于 2001 年由贵州省人民政府批准设立，同年开始面向全国招生，2004 年获教育部确认为独立学院。目前设置的医学类本科专业有中医学、针灸推拿学、中西医临床医学、中药学、药物制剂、护理学。2017 年毕业医学类专业本科生 793 人，其中中医学专业 86 人。该学院 2017 年、2018 年两年未招生。学院位于贵州省贵阳市，网址是 http：//szxy.gyctcm.edu.cn。

云 南 省

昆明医科大学

成立时间：1933 年

所在地：云南省昆明市

医学类本科专业及年度毕业生数：☆临床医学、麻醉学、医学影像学、精神医学、儿科学、☆口腔医学、预防医学、食品卫生与营养学、☆药学、药物制剂、临床药学、☆法医学、医学检验技术、医学实验技术、医学影像技术、眼视光学、康复治疗学、卫生检验与检疫、听力与言语康复学、康复物理治疗、康复作业治疗、护理学、助产学。2017 年毕业医学类专业本科生 2241 人，其中临床医学专业 881 人。

通过认证的专业及首次认证时间：口腔医学（2013 年）、药学（2016 年）

医学类博士/硕士学位授权一级学科：基础医学、临床医学、口腔医学、公共卫生与预防医学、药学、医学技术、护理学

专业学位类别：临床医学博士/硕士、口腔医学硕士、公共卫生硕士、护理硕士、药学硕士

直属附属医院：▲昆明医科大学第一附属医院、▲昆明医科大学第二附属医院、昆明医科大学第三附属医院（云南省肿瘤医院）、昆明医科大学附属口腔医院

历史沿革：昆明医科大学的前身是 1933 年成立的云南省立东陆大学医学专修科；1937 年改称云南大学医学院；1956 年独立建院并更名为昆明医学院；2010 年，云南医学高等专科学校并入；2012 年，更名为昆明医科大学。

近两届国家级教学成果奖获奖项目：（暂无）

网址：http：//www.kmmc.cn

云南中医药大学

成立时间：1960 年

所在地：云南省昆明市

医学类本科专业及年度毕业生数：食品卫生与营养学、☆中医学、针灸推拿学、傣医学、中医养生学、中医儿科学、中医康复学、中西医临床医学、药学、药物制剂、☆中药学、中药资源与开发、中草药栽培与鉴定、医学实验技术、康复治疗学、护理学。2017 年毕业医学类专业本科生 1840 人，其中中医学专业 305 人，暂无傣医学专业毕业生。

通过认证的专业及首次认证时间：中医学（2013 年）、中药学（2015 年）

医学类博士/硕士学位授权一级学科：中医学、中西医结合、药学、中药学

专业学位类别：护理硕士、药学硕士、中药学硕士、中医硕士

直属附属医院：▲云南中医药大学第一附属医院（云南省中医医院）

历史沿革：1953 年，昆明中医进修学校成立；1958 年，改为云南省中医学校；1960 年，在中医学校基础上成立云南中医学院。2018 年，更名为云南中医药大学。

近两届国家级教学成果奖获奖项目：（暂无）

网址：http：//www.ynutcm.edu.cn

大理大学（医科）①

成立时间：1982 年

所在地：云南省大理市

医学类本科专业及年度毕业生数：临床医学、医学影像学、眼视光医学、儿科学、口腔医学、预防医学、☆药学、药物制剂、临床药学、医学检验技术、医学影像技术、康复治疗学、卫生检验与检疫、☆护理学。2017 年毕业医学类专业本科生 1528 人，其中临床医学专业 559 人。

通过认证的专业及首次认证时间：临床医学（2017 年）

医学类博士/硕士学位授权一级学科：基础医学、临床医学、药学

专业学位类别：临床医学硕士、公共卫生硕士、护理硕士、药学硕士

直属附属医院：▲云南省第四人民医院（大理大学第一附属医院）、云南省第三人民医院

历史沿革：1982 年，大理医学院成立。2001 年，大理医学院、大理师范高等专科学校合并组建大理学院；2015 年，更名为大理大学。

近两届国家级教学成果奖获奖项目：（暂无）

网址：http：//www.dali.edu.cn

昆明理工大学医学院

成立时间：2011 年

所在地：云南省昆明市

医学类本科专业及年度毕业生数：临床医学、护理学。2017 年毕业医学类专业本科生 72 人，其中临床医学专业 72 人。

通过认证的专业及首次认证时间：（暂无）

---

①大理大学医科相关院系有基础医学院、临床医学院、公共卫生学院、护理学院、药学与化学学院。

医学类博士/硕士学位授权一级学科：临床医学、药学

专业学位类别：临床医学硕士

直属附属医院：▲云南省第一人民医院

历史沿革：昆明理工大学医学院于 2011 年成立。

近两届国家级教学成果奖获奖项目：（暂无）

网址：http：//www.kmust.edu.cn

昆明学院医学院

成立时间：2009 年

所在地：云南省昆明市

医学类本科专业及年度毕业生数：临床医学、医学检验技术、药学、护理学。2017 年毕业医学类专业本科生 136 人，暂无临床医学专业毕业生。

通过认证的专业及首次认证时间：（暂无）

医学类博士/硕士学位授权一级学科：（暂无）

专业学位类别：（暂无）

直属附属医院：昆明学院第一附属医院[①]

历史沿革：昆明学院医学院的前身是成立于 1972 年的昆明市卫生学校，2009 年并入昆明学院。

近两届国家级教学成果奖获奖项目：（暂无）

网址：http：//metc2.kmu.edu.cn/Category_996/index.aspx

昆明医科大学海源学院

昆明医科大学海源学院是昆明医科大学联合昆明富达发展实业集团，于 2001 年 6 月经云南省教育厅批准创办，2004 年通过教育部审核确认的独立学院。目前设置的医学类本科专业有临床医学、口腔医学、药学、中药学、医学检验技术、医学影像技术、医学实验技术、康复治疗学、眼视光学、护理学。2017 年毕业医学类专业本科生 1718 人，其中临床医学专业 435 人。学院位于云南省昆明市，网址是 http：//www.kyhyxy.com。

①昆明学院第一附属医院由昆明学院、昆明市第一人民医院、云南城投集团三方共建。

西藏自治区

西藏大学医学院[①]

成立时间：2001 年

所在地：西藏自治区拉萨市

医学类本科专业及年度毕业生数：☆临床医学、口腔医学、预防医学、药学、护理学。2017 年毕业临床医学专业本科生 78 人。

通过认证的专业及首次认证时间：（暂无）

医学类博士/硕士学位授权一级学科：基础医学、药学

专业学位类别：临床医学硕士

直属附属医院：（暂无）[②]

历史沿革：西藏大学医学院的前身为西藏自治区卫生学校，创建于 1972 年 9 月，后历经西藏医学院（1978 年）、西藏自治区综合卫生学校（1982 年）和西藏大学医学专科学校（1995 年）几个发展阶段。2001 年，经西藏自治区人民政府批准，原西藏大学医学专科学校与西藏民族学院原医学系合并成立西藏大学医学院。

近两届国家级教学成果奖获奖项目：（暂无）

网址：http：//yxy.utibet.edu.cn

西藏藏医药大学

成立时间：1989 年

所在地：西藏自治区拉萨市

医学类本科专业及年度毕业生数：☆藏医学、☆藏药学、护理学。2017 年毕业医学类专业本科生 204 人，其中藏医学专业 154 人。

通过认证的专业及首次认证时间：（暂无）

医学类博士/硕士学位授权一级学科：中医学（藏医）、中药学

专业学位类别：中医硕士

直属附属医院：西藏藏医药大学附属医院

历史沿革：西藏藏医药大学的前身是 1989 年 9 月成立的西藏大学藏医学院；

---

①西藏大学是“世界一流学科建设高校”。西藏大学医学院是西藏自治区人民政府、国家卫生健康委员会和教育部共建的医学院。

②西藏大学目前主要临床实践教学基地是西藏自治区人民医院。

1993 年 2 月在西藏大学藏医学院的基础上成立药王山藏医学院，2001 年更名为西藏藏医学院。

近两届国家级教学成果奖获奖项目：（暂无）

网址：http：//www.ttmc.edu.cn

西藏民族大学医学部

成立时间：1963 年

所在地：陕西省咸阳市

医学类本科专业及年度毕业生数：临床医学、医学检验技术、护理学。

通过认证的专业及首次认证时间：（暂无）

医学类博士/硕士学位授权一级学科：基础医学

专业学位类别：临床医学硕士

直属附属医院：西藏民族大学附属医院

历史沿革：西藏民族大学的前身为西藏民族学院医学系，始建于 20 世纪 60 年代初期；1983 年经西藏自治区及国家主管部门批准，获得学士学位授予权；2010 年更名为西藏民族学院医学院。2015 年，西藏民族学院更名西藏民族大学。同年，学校组建医学部。

近两届国家级教学成果奖获奖项目：（暂无）

网址：http：//www1.xzmu.edu.cn/yxy

陕　西　省

西安交通大学医学部[①]

成立时间：1937 年

所在地：陕西省西安市

医学类本科专业及年度毕业生数：基础医学、临床医学、医学影像学、临床医学（5+3）、口腔医学、预防医学、药学、临床药学、法医学、护理学。2017 年毕业本科生 383 人，其中临床医学专业 271 人。

通过认证的专业及首次认证时间：口腔医学（2011 年）、护理学（2012 年）

医学类博士/硕士学位授权一级学科：基础医学、临床医学、口腔医学、公共卫生与预防医学、中西医结合、药学、护理学

专业学位类别：临床医学博士/硕士、口腔医学硕士、公共卫生硕士、护理硕士、药学硕士

直属附属医院：▲西安交通大学第一附属医院、▲西安交通大学第二附属医院、▲西安交通大学口腔医院

历史沿革：西安交通大学医学部的前身是成立于 1928 年的国立北平大学医学院。1937 年，北平大学医学院部分师生内迁西安，成立西安临时大学医学院；1946 年，更名为国立西北大学医学院；1950 年改称西北医学院；1956 年改称西安医学院；1985 年更名西安医科大学。2000 年 4 月，西安医科大学与西安交通大学、陕西财经学院三校合并，更名西安交通大学医学院。2012 年，西安交通大学组建医学部。

近两届国家级教学成果奖获奖项目：

创建中国特色法医学教学新体系，培养国家亟需法医专门人才（2014 年，二等奖）

网址：http：//www.med.xjtu.edu.cn

空军军医大学（第四军医大学）[②]

成立时间：1954 年

所在地：陕西省西安市

①西安交通大学是“世界一流大学建设高校”。

②第四军医大学是“世界一流学科建设高校”。

医学类本科专业：基础医学（八年制）、临床医学、临床医学（八年制）、医学心理学、口腔医学、口腔医学（八年制）、预防医学、营养学、药学、护理学。

通过认证的专业及首次认证时间：（暂无）

医学类博士/硕士学位授权一级学科：基础医学、临床医学、口腔医学、公共卫生与预防医学、药学、中药学、特种医学、护理学

专业学位类别：临床医学博士/硕士、口腔医学博士/硕士、公共卫生硕士、护理硕士、药学硕士、中药学硕士、中医硕士

直属附属医院：▲第四军医大学第一附属医院（西京医院）、▲第四军医大学第二附属医院（唐都医院）、▲第四军医大学第三附属医院（口腔医院）

历史沿革：原第四军医大学的前身为八路军晋西北军区卫生学校，创建于1941年；1948年11月进驻西安，先后更名为西北军区人民医学院、中国人民解放军第一军医学院。1952年10月，命名为中国人民解放军第四军医大学。1954年7月，原第四军医大学和原第五军医大学合并成立新的第四军医大学。

近两届国家级教学成果奖获奖项目：

临床医学专业军医本科培养新体系的构建与实践（2014年，二等奖）

网址：https：//www.fmmu.edu.cn

陕西中医药大学

成立时间：1952年

所在地：陕西省咸阳市

医学类本科专业及年度毕业生数：临床医学、医学影像学、预防医学、食品卫生与营养学、☆中医学、针灸推拿学、中医康复学、中西医临床医学、药学、药物制剂、☆中药学、中药资源与开发、中药制药、医学检验技术、康复治疗学、护理学。2017年毕业医学类专业本科生2515人，其中临床医学专业442人，中医学专业553人。

通过认证的专业及首次认证时间：中医学（2014年）

医学类博士/硕士学位授权一级学科：临床医学、中医学、中西医结合、药学、中药学

专业学位类别：公共卫生硕士、护理硕士、中药学硕士、中医硕士

直属附属医院：▲陕西中医药大学附属医院、陕西中医药大学第二附属医院

历史沿革：陕西中医药大学的前身是1952年在西安成立的西北中医进修学校；1953年改名为陕西省中医进修学校；1959年升格为陕西中医学院；1961年迁至咸阳；2015年，更名为陕西中医药大学。

近两届国家级教学成果奖获奖项目：

中医研究生“院校+分层师承”培养模式的构建与实践（2018年，二等奖）

网址：http：//www.sntcm.edu.cn

延安大学医学院

成立时间：1978 年

所在地：陕西省延安市

医学类本科专业及年度毕业生数：临床医学、麻醉学、医学影像学、医学检验技术、护理学。2017 年毕业医学类专业本科生 662 人，其中临床医学专业 447 人。

通过认证的专业及首次认证时间：（暂无）

医学类博士/硕士学位授权一级学科：基础医学

专业学位类别：临床医学硕士、护理硕士

直属附属医院：▲延安大学附属医院

历史沿革：1978 年，在原延安大学医疗系基础上，另迁新址扩建成立延安医学院；1985 年正式招生。1998 年 8 月，延安医学院与延安大学合并组成新延安大学，更名为延安大学医学院。

近两届国家级教学成果奖获奖项目：（暂无）

网址：http：//yxy.yau.edu.cn

西安医学院

成立时间：1951 年

所在地：陕西省西安市

医学类本科专业及年度毕业生数：临床医学、麻醉学、医学影像学、口腔医学、预防医学、药学、中药学、医学检验技术、医学影像技术、眼视光学、康复治疗学、护理学。2017 年毕业医学类专业本科生 2725 人，其中临床医学专业 1364 人。

通过认证的专业及首次认证时间：（暂无）

医学类博士/硕士学位授权一级学科：（暂无）

专业学位类别：临床医学硕士

直属附属医院：▲西安医学院第一附属医院、西安医学院第二附属医院、西安医学院附属宝鸡医院、西安医学院附属汉江医院

历史沿革：西安医学院的前身是创建于 1951 年的陕西省卫生学校；1959 年增挂陕西省卫生干部进修学院牌子；1994 年改建为陕西医学高等专科学校；2006 年 2 月，经教育部批准，升格为本科院校，更名为西安医学院。

近两届国家级教学成果奖获奖项目：（暂无）

网址：http：//www.xiyi.edu.cn

甘 肃 省

兰州大学医学院[1]

成立时间：1932 年

所在地：甘肃省兰州市

医学类本科专业及年度毕业生数：临床医学、麻醉学、医学影像学、儿科学、口腔医学、预防医学、药学、药物制剂、临床药学、中药学、医学检验技术、护理学。2017 年毕业医学类专业本科生 966 人，其中临床医学专业 648 人。

通过认证的专业及首次认证时间：（暂无）

医学类博士/硕士学位授权一级学科：基础医学、临床医学、口腔医学、公共卫生与预防医学、中西医结合、药学

专业学位类别：临床医学博士/硕士、口腔医学硕士、公共卫生硕士、护理硕士、药学硕士

直属附属医院：▲兰州大学第一医院、▲兰州大学第二医院、兰州大学口腔医院

历史沿革：兰州大学医学教育始于 1932 年成立的甘肃学院（兰州大学前身）医学专修科；1942 年，改为国立西北医学专科学校；1945 年，更名为国立西北医学院兰州分院；1946 年，并入兰州大学；1954 年，再次独立建院，定名为兰州医学院；2004 年，又并入兰州大学；2014 年，学校重组了兰州大学医学院。

近两届国家级教学成果奖获奖项目：

探索“循证医学”教学模式，培养拔尖创新人才（2014 年，二等奖）

网址：http：//ldyxy.lzu.edu.cn

甘肃中医药大学

成立时间：1978 年

所在地：甘肃省兰州市

医学类本科专业及年度毕业生数：临床医学、医学影像学、预防医学、中医学、☆针灸推拿学、藏医学、中医学（5+3）、☆中西医临床医学、药学、药物制剂、中药学、中药资源与开发、藏药学、中药制药、☆中草药栽培与鉴定、医学检验技术、医学影像技术、康复治疗学、卫生检验与检疫、护理学。2017 年毕业

①兰州大学是“世界一流大学建设高校”。

医学类专业本科生 1813 人，其中临床医学专业 405 人，中医学专业 271 人，藏医学专业 98 人。

通过认证的专业及首次认证时间：中医学（2013 年）

医学类博士/硕士学位授权一级学科：临床医学、中医学、中西医结合、中药学

专业学位类别：临床医学硕士、公共卫生硕士、护理硕士、中药学硕士、中医硕士

直属附属医院：▲甘肃中医药大学第一附属医院（甘肃省中医院）、▲甘肃中医药大学附属医院

历史沿革：1978 年，甘肃中医学院成立；2015 年，更名为甘肃中医药大学。

近两届国家级教学成果奖获奖项目：（暂无）

网址：http：//www.gszy.edu.cn

西北民族大学（医科）[①]

成立时间：1956 年

所在地：甘肃省兰州市

医学类本科专业及年度毕业生数：临床医学、口腔医学、医学检验技术、护理学。2017 年毕业医学类专业本科生 442 人，其中临床医学专业 317 人。

通过认证的专业及首次认证时间：临床医学（2015 年）、口腔医学（2013 年）

医学类博士/硕士学位授权一级学科：（暂无）

专业学位类别：临床医学硕士

直属附属医院：西北民族大学口腔医院

历史沿革：西北民族大学的前身是创建于 1950 年的西北民族学院。该校医科的前身是 1956 年成立的西北民族学院医务班。1979 年，西北民族学院开始招收医学本科生；2000 年，成立医学院。2003 年，西北民族学院更名为西北民族大学。

近两届国家级教学成果奖获奖项目：（暂无）

网址：http：//www.xbmu.edu.cn

河西学院医学院

成立时间：2003 年

所在地：甘肃省张掖市

医学类本科专业及年度毕业生数：临床医学、药学、医学影像技术、康复治

---

①西北民族大学医科相关院系有医学院、口腔医学院及各临床医学院。

疗学、护理学、助产学。2017 年暂无医学类本科毕业生。

通过认证的专业及首次认证时间：（暂无）

医学类博士/硕士学位授权一级学科：（暂无）

专业学位类别：（暂无）

直属附属医院：▲河西学院附属张掖人民医院

历史沿革：2001 年 5 月，经教育部批准，在原张掖师范高等专科学校的基础上成立河西学院。2003 年 4 月，张掖地区卫生学校升格为张掖医学高等专科学校。2014 年 3 月，经教育部批准，张掖医学高等专科学校并入河西学院。

近两届国家级教学成果奖获奖项目：（暂无）

网址：http：//yxy.hxu.edu.cn

甘肃医学院

成立时间：1958 年

所在地：甘肃省平凉市

医学类本科专业及年度毕业生数：临床医学、药学、中药学、医学检验技术、康复治疗学、护理学。2017 年暂无本科毕业生。

通过认证的专业及首次认证时间：（暂无）

医学类博士/硕士学位授权一级学科：（暂无）

专业学位类别：（暂无）

直属附属医院：甘肃医学院第一附属医院、甘肃医学院第二附属医院

历史沿革：甘肃医学院的前身是始建于 1958 年的甘肃省平凉地区卫生学校；2003 年升格为平凉医学高等专科学校；2015 年，经教育部批准升格为医学本科院校，定名甘肃医学院。

近两届国家级教学成果奖获奖项目：（暂无）

网址：http：//www.plmc.edu.cn

青 海 省

青海大学（医科）[①]

成立时间：1958 年

所在地：青海省西宁市

医学类本科专业及年度毕业生数：临床医学、麻醉学、医学影像学、口腔医学、☆预防医学、中医学、针灸推拿学、☆藏医学、药学、药物制剂、中药学、医学检验技术、康复治疗学、护理学。2017 年毕业医学类专业本科生 748 人，其中临床医学专业 296 人，中医学专业 31 人，藏医学专业 131 人。

通过认证的专业及首次认证时间：（暂无）

医学类博士/硕士学位授权一级学科：基础医学、临床医学[②]

专业学位类别：临床医学硕士、公共卫生硕士、药学硕士、中医硕士

直属附属医院：▲青海大学附属医院

历史沿革：青海大学医学院的前身是 1958 年 9 月成立的青海医学院。1995 年青海藏医学院并入青海医学院。2004 年 11 月，青海医学院与青海大学整合组建为新的青海大学。

近两届国家级教学成果奖获奖项目：

青藏高原多民族地区医学机能实验平台搭建及实验教学改革与创新实践研究（2018 年，二等奖）

网址：http：//www.qhu.edu.cn

---

①青海大学是“世界一流学科建设高校”。青海大学医科相关学院有医学院、藏医学院。

②青海大学有二级学科内科学（高原医学方向）、民族医学（藏医、藏药方向）博士学位授权点。

宁夏回族自治区

宁夏医科大学[①]

成立时间： 1958 年

所在地： 宁夏回族自治区银川市

医学类本科专业及年度毕业生数： 基础医学、☆临床医学、麻醉学、医学影像学、儿科学、口腔医学、☆预防医学、☆中医学、针灸推拿学、回医学、中西医临床医学、☆药学、临床药学、中药学、医学检验技术、康复治疗学、☆护理学。2017 年毕业医学类专业本科生 1032 人，其中临床医学专业 346 人，中医学专业 59 人，暂无回医学专业毕业生。

通过认证的专业及首次认证时间： 中医学（2010 年）、临床医学（2016 年）

医学类博士/硕士学位授权一级学科： 基础医学、临床医学、口腔医学、公共卫生与预防医学、中医学、药学、护理学

专业学位类别： 临床医学博士/硕士、口腔医学硕士、公共卫生硕士、护理硕士、药学硕士、中医硕士

直属附属医院： ▲宁夏医科大学总医院、宁夏医科大学附属回医中医医院

历史沿革： 宁夏医科大学的前身是 1958 年建立的宁夏医学院；1962 年，与宁夏师范学院、宁夏农学院合并成立宁夏大学，改称宁夏大学医学系。1972 年，上海铁道医学院迁至银川，与宁夏大学医学系合并，重建宁夏医学院。2002 年，宁夏卫生学校、宁夏护士学校并入宁夏医学院；2008 年 8 月，更名为宁夏医科大学。

近两届国家级教学成果奖获奖项目：

以岗位胜任力为导向，地方院校五年制临床医学专业综合改革探索与实践（2014 年，二等奖）

网址： http：//www.nxmu.edu.cn

①宁夏医科大学是宁夏回族自治区人民政府、国家卫生健康委员会、教育部共建的医学院校。

新疆维吾尔自治区

新疆医科大学①

成立时间：1956 年

所在地：新疆维吾尔自治区乌鲁木齐市

医学类本科专业及年度毕业生数：基础医学、☆临床医学、麻醉学、医学影像学、精神医学、儿科学、临床医学（5+3）、口腔医学、☆预防医学、☆中医学、☆针灸推拿学、☆维医学、哈医学、中西医临床医学、☆药学、临床药学、中药学、法医学、医学检验技术、医学影像技术、康复治疗学、护理学。2017 年毕业医学类专业本科生 1772 人，其中临床医学专业 600 人，中医学专业 133 人，维医学专业 67 人，暂无哈医学专业毕业生。

通过认证的专业及首次认证时间：中医学（2015 年）、口腔医学（2011 年）

医学类博士/硕士学位授权一级学科：基础医学、临床医学、口腔医学、公共卫生与预防医学、中医学、中西医结合、药学、中药学、护理学

专业学位类别：临床医学博士/硕士、口腔医学硕士、公共卫生硕士、护理硕士、药学硕士、中药学硕士、中医博士/硕士

直属附属医院：▲新疆医科大学第一附属医院、▲新疆医科大学第二附属医院、▲新疆医科大学第三附属医院（新疆维吾尔自治区肿瘤医院）、▲新疆医科大学第四附属医院（新疆维吾尔自治区中医医院）、▲新疆医科大学第五附属医院、新疆医科大学第六附属医院（新疆维吾尔自治区骨科医院）

历史沿革：新疆医科大学的前身是新疆医学院，始建于 1954 年；1956 年正式成立并开始招生。1998 年，新疆医学院与原新疆中医学院合并成立新疆医科大学；2011 年成为国家卫生部与自治区共建高校。

近两届国家级教学成果奖获奖项目：（暂无）

网址：http：//www.xjmu.org

石河子大学（医科）②

成立时间：1966 年

所在地：新疆维吾尔自治区石河子市

医学类本科专业及年度毕业生数：☆临床医学、医学影像学、口腔医学、预

①新疆医科大学是新疆维吾尔自治区人民政府、国家卫生健康委员会、教育部共建的医学院校。

②石河子大学是“世界一流学科建设高校”。石河子大学医科相关学院有医学院、药学院。

防医学、药学、临床药学、中药学、医学检验技术、护理学。2017 年毕业医学类专业本科生 924 人，其中临床医学专业 342 人。

通过认证的专业及首次认证时间：（暂无）

医学类博士/硕士学位授权一级学科：基础医学、临床医学、公共卫生与预防医学、药学、护理学

专业学位类别：临床医学硕士、口腔医学硕士、公共卫生硕士、护理硕士、药学硕士

直属附属医院：▲石河子大学医学院第一附属医院

历史沿革：1949 年，中国人民解放军第一兵团卫生学校成立；1954 年 10 月，改名为生产建设兵团卫生学校；1959 年 12 月又更名为兵团医学专科学校；1966 年 2 月，更名为兵团医学院；1978 年 10 月，更名为石河子医学院。1996 年，原石河子医学院、农学院、兵团高等经济专科学校、兵团高等师范专科学校合并组建石河子大学。

近两届国家级教学成果奖获奖项目：（暂无）

网址：http：//www.shzu.edu.cn

新疆医科大学厚博学院

新疆医科大学厚博学院成立于 2003 年，2004 年经教育部确认为独立学院。2012 年，经教育部和自治区人民政府批准，新疆医科大学与克拉玛依市采取合作办学的方式共同建设厚博学院。目前设置的医学类本科专业有临床医学、麻醉学、医学影像学、口腔医学、中西医临床医学、药学、医学检验技术、卫生检验与检疫、护理学。学院位于新疆维吾尔自治区克拉玛依市，网址是 http：//www.xjmuhbc.edu.cn。

港澳台地区医学院校

概　　述

香港现有 3 所高校培养临床医师：香港大学、香港中文大学和香港浸会大学。香港高等医学教育在课程设置上分本科生课程、研究院研究式课程（research postgraduate programme）与研究院修课式课程（taught postgraduate programme）。本科教育学制 4～6 年，授予学士学位。医学研究人才通过研究式课程教育来培养，让学生在教授的指引下自行开展基础及临床医学研究。大多数学生把哲学硕士学位（Mphil）作为攻读哲学博士学位（PhD）的过渡，完成哲学博士学位有困难者才以硕士学位毕业，也只有少数学校的个别学科把哲学硕士学位作为最后目标。研究院修课式课程旨在发展特定领域的专业知识，学制短、实用性强，主要面向在职人员，一般授予硕士学位。

香港 3 所医学院校均在内地招收本科生。香港中文大学通过全国普通高校统一招生计划招收内地学生并在提前批次录取。香港大学和香港浸会大学自主招生，招生计划不分到省，考生须参加高考，并按照港校的要求网上报名，参加学校单独组织的面试，由学校根据考生高考成绩和其他要求录取新生；确认接受录取的学生，内地高校将不再录取。

澳门目前没有实施西医临床医学教育的医学院校，只有澳门科技大学开展中医药高等教育。该校也面向内地自主招生，不过高考考生被澳门高校录取，并不影响其继续被内地计划内招生院校录取，考生可自主选择最终报到就学的学校。

台湾省共有医学院校 13 所，其中公立 4 所，私立 9 所。医学系为七年制（2013 年 9 月后入学者改为六年制），最后一年为临床实习，毕业后授予医学学士学位；牙医学系、药学系为六年制，毕业后授予牙医学士、药学学士学位。护理学系、医学检验暨生物技术学系、物理治疗学系及职能治疗学系的修业年限为 4 年，毕业后授予理学学士学位。当前，台湾省还有学士后医学系、中医学系和护理学系，招收已经取得学士学位的学生，修业年限分别为 4 年、5 年、3 年。另有面向专科学历在职人员的、修业 2～3 年的“二年制在职专班”。台湾省研究生教育主要在高校的各专业研究所实施，故当地称“研究所教育”。研究所和学系一样是高校的教学单位，举办硕士、博士研究生教育。硕士班为 1～4 年，博士班为 2～7 年。对于授予学位的跨系、所、院专业领域的课程设计及组合，称“学位学程”；其入学资格、修业年限及学位授予均与一般学士班、硕士班及博士班的规定一致。

香港特别行政区

香港大学（医科）

香港大学目前实施医学及医学相关专业教育的学院有李嘉诚医学院、牙医学院、教育学院。

香港大学医学院的前身是创立于 1887 年的香港华人西医书院，1907 年更名为香港西医书院。1911 年香港大学成立，香港西医书院并入香港大学，成为香港大学的首个学院；2005 年，更名为香港大学李嘉诚医学院。

目前，李嘉诚医学院是香港大学规模最大的院系。李嘉诚医学院辖 18 个教学单位：麻醉学系、生物医学学院、中医药学院、临床肿瘤学系、放射诊断学系、眼科学系、家庭医学及基层医疗学系、内科学系、微生物学系、护理学院、妇产科学系、矫形及创伤外科学系、儿童及青少年科学系、病理学系、药理及药剂学系、精神医学系、公共卫生学院、外科学系。

香港大学开设的医学类本科课程有内外全科医学学士（MBBS）、护理学学士、中医全科学士、药剂学学士、生物医学学士、文理学士（环球卫生及发展）、牙医学士、（言语及听觉科学）理学士。2016—2017 年度，医学院毕业本科生 675 人，牙医学院毕业本科生 55 人。

香港大学开设的医学类研究式课程有哲学硕士、哲学博士、医学博士（MD）、外科硕士（MS）。MS 与 MD 具有同等地位层次，是临床外科最高学位。

香港大学开设的医学类修课式课程有护理学博士、医疗科学硕士、护理学硕士、公共卫生硕士、精神医学硕士、中医学硕士、临床药学硕士、理科硕士（中药学）、听力学硕士、牙医硕士。

玛丽医院是香港大学的主要教学医院。

香港大学的网址是 https：//www.hku.hk。

香港中文大学医学院

香港中文大学医学院成立于 1977 年，1981 年开始招生。

院系设置如下：生物医学学院、中医学院、药剂学院、赛马会公共卫生及基层医疗学院、那打素护理学院；麻醉及深切治疗学系、病理解剖及细胞学系、化学病理学系、肿瘤学系、影像及介入放射学系、内科及药物治疗学系、微生物学系、妇产科学系、眼科及视觉科学学系、矫形外科及创伤学系、耳鼻咽喉-头颈外科学系、儿科学系、精神科学系、外科学系。

本科课程有内外全科医学士、中医学学士、护理学士、药剂学士、公共卫生理学士、生物医学理学士、社区健康理学士、老年学理学士。2016—2017年度，授予全科学士学位209人，中医学士学位27人。

研究院研究式课程有哲学硕士、哲学博士。

研究院修课式课程有医务化验科学理学硕士、中医学硕士、针灸学理学硕士、中医学理学硕士、诊断超声波理学硕士、心脏科理学硕士、临床老人学理学硕士、内分泌及糖尿治理理学硕士、消化疾病理学硕士、精神健康理学硕士、中风及临床神经科学理学硕士、护理博士、护理硕士、护理科学硕士、骨关节医学、康复及老年骨科理学硕士、运动医学及健康科学理学硕士、临床药剂学硕士、流行病学与生物统计学理学硕士、医疗管理学理学硕士、公共卫生硕士、神经科学理学硕士、院前及急救护理理学硕士、微创手术临床护理理学硕士、医学遗传学理学硕士、基因组学及生物信息学理学硕士、产科及助产护理学理学硕士、生殖医学与临床胚胎学理学硕士、言语语言病理理学硕士、健康促进与行为健康理学硕士。

威尔斯亲王医院是香港中文大学医学院的教学医院。

香港中文大学医学院的网址是 http：//www.med.cuhk.edu.hk。

香港浸会大学中医药学院

香港浸会大学于1999年建立中医药学院。

本科课程有中医学学士及生物医学理学学士、中药学学士。

研究式研究生课程有哲学博士、哲学硕士。

修课式研究生课程有中医学硕士、中药学硕士、中医健康管理理学硕士。

香港浸会大学中医药学院目前有9所直属的中医药诊所，学院正在积极筹建中医教学医院。

香港浸会大学中医药学院的网址是 http：//scm.hkbu.edu.hk。

澳门特别行政区

澳门科技大学（医科）

澳门科技大学建校于2000年，同年设立中医药学院。实施医学及医学相关专业教育的学院有中医药学院、健康科学学院、药学院。

学士学位课程有生物医学学士、中医学学士、中药学学士、药学学士、护理学学士。

硕士学位课程有中医学硕士、中药学硕士、中西医结合临床医学硕士、护理学硕士、公共卫生学硕士。

博士学位课程有中医学博士、中药学博士、中西医结合博士、公共卫生学博士。

科大医院是澳门科技大学的教学医院。

澳门科技大学的网址是 http：//www.must.edu.mo。

台 湾 省

台湾大学（医科）[①]

成立时间： 1945 年

所在地： 台湾台北市

历史沿革： 1897 年，医学讲习所成立；1927 年更名为台北医学专门学校；1936 年并入台北帝国大学。1945 年台湾光复，政府接收台北帝国大学并更名为台湾大学，原“台北帝国大学”医学部改称台湾大学医学院。

网址： http：//www.mc.ntu.edu.tw

医学相关系所名称	人才培养层次
医学系	学士班
临床医学研究所	硕士在职专班、博士班
分子医学研究所	硕士班、硕士在职专班、博士班
免疫学研究所	硕士班、博士班
生理学研究所	硕士班、博士班
病理学研究所	硕士班、博士班
解剖学暨细胞生物学研究所	硕士班、博士班
肿瘤医学研究所	博士班
转译医学博士学位学程	博士班
基因体暨蛋白体医学研究所	硕士班、博士班
医学教育暨生医伦理研究所	硕士班
药理学研究所	硕士班、博士班
物理治疗学系	学士班、硕士班、博士班
职能治疗学系	学士班、硕士班、博士班
护理学系	学士班、硕士班、博士班
医学检验暨生物技术学系	学士班、硕士班、博士班
法医学研究所	硕士班
毒理学研究所	硕士班、博士班
脑与心智科学研究所	硕士班
医疗器材与医学影像研究所	硕士班

①台湾大学医科相关学院有医学院、公共卫生学院、牙医专业学院、药学专业学院。

公共卫生学系	学士班
公共卫生硕士学位学程	硕士班
职业医学与工业卫生研究所	硕士班、博士班
环境卫生研究所	硕士班、博士班
食品安全与健康研究所	硕士班
流行病学与预防医学研究所	硕士班、硕士在职专班、博士班
健康政策与管理研究所	硕士班、硕士在职专班、博士班
健康行为与社区科学研究所	硕士班
牙医学系	学士班
临床牙医学研究所	硕士班、硕士在职专班、博士班
口腔生物科学研究所	硕士班、博士班
药学系	学士班、硕士班、博士班
临床药学研究所	硕士班、博士班

“国防”医学院

成立时间： 1949 年

所在地： 台湾台北市

历史沿革： “国防”医学院的前身是 1902 年创办于天津的北洋军医学堂；1911 年更名为陆军军医学校；1918 年由天津迁入北京；1933 年再迁南京；1936 年更名为中央军医学校；1947 年与陆军卫生勤务训练所合并组建国民政府军队的军医教育中心——“国防”医学院，校址在上海江湾；1949 年迁至台北。

网址： http：//www.ndmctsgh.edu.tw

医学相关系所名称	人才培养层次
医学系	学士班
牙医学系暨牙医科学研究所	学士班、硕士班
药学系暨药学研究所	学士班、硕士班
护理学系暨护理学研究所	学士班、硕士班
公共卫生学系暨研究所	学士班、硕士班
航太及海底医学研究所	硕士班
医学科学研究所	博士班
病理学科暨病理及寄生虫学研究所	硕士班
药理学科暨药理学研究所	硕士班
生理及生物物理学科暨研究所	硕士班

生命科学研究所	博士班
生物化学科及研究所	硕士班
生物及解剖学科暨研究所	硕士班
微生物及免疫学科暨研究所	硕士班

高雄医学大学

成立时间： 1954 年

所在地： 台湾高雄市

历史沿革： 高雄医学大学的前身是 1954 年创办的高雄医学院，是台湾第一所私立医学院；1999 年，改名高雄医学大学。

网址： http：//www2.kmu.edu.tw

医学相关系所名称	人才培养层次
医学系（含学士后医学系[①]）	学士班
医学研究所	硕士班、博士班
临床医学研究所	硕士班、博士班
热带医学硕士学位学程	硕士班
转译医学博士学位学程	博士班
环境职业医学博士学位学程	博士班
运动医学系	学士班、硕士班、硕士在职专班
呼吸治疗学系	学士班
肾脏照护学系	二年制在职专班
牙医学系	学士班、硕士班、硕士在职专班、博士班
口腔卫生学系	学士班、硕士班、硕士在职专班
药学系	学士班、硕士班、硕士在职专班、博士班
天然药物研究所	硕士班、博士班
香妆品学系	学士班、硕士班
毒理学博士学位学程	博士班
护理学系	学士班、硕士班、博士班
公共卫生学系	学士班、硕士班、博士班
物理治疗学系	学士班、硕士班
职能治疗学系	学士班、硕士班、硕士在职专班
医学检验生物技术学系	学士班、硕士班、博士班
医学影像暨放射科学系	学士班、硕士班、硕士在职专班

①学士后医学系修业 4 年。

医药暨应用化学系	学士班、硕士班、博士班

“中国医药大学”

成立时间： 1958 年

所在地： 台湾台中市

历史沿革： “中国医药大学”的前身是 1958 年 6 月成立的“中国医药学院”，由覃勤、陈固与陈恭炎三位中医师创办，是台湾医学院校中最早设有中医学系者；2003 年 8 月更名为“中国医药大学”。

网址： http：//www.cmu.edu.tw

医学相关系所名称	人才培养层次
医学系	学士班
生物医学研究所	硕士班、博士班
转译医学博士学位学程	博士班
老化医学博士学位学程	博士班
国际生物医学硕士学位学程	硕士班
癌症生物与药物研发博士学位学程	博士班
牙医学系	学士班、硕士班
中医学系	学士班、硕士班、博士班
针灸研究所	硕士班、博士班
国际针灸硕士学位学程	硕士班
中西医结合研究所	硕士班、博士班
学士后中医学系	学士班
公共卫生学系	学士班、硕士班、博士班
公共卫生国际硕士学位学程	硕士班
职业安全与卫生学系	学士班、硕士班、硕士在职专班
食品暨药物安全硕士学位学程	硕士班
药学系	学士班、硕士班、博士班
物理治疗学系	学士班、硕士班
运动医学系	学士班
护理学系	学士班、硕士班、二年制在职专班
呼吸治疗学系	二年制在职专班
医学检验生物技术学系	学士班、硕士班
生物医学影像暨放射科学学系	学士班、硕士班
制药硕士学位学程	硕士班

药用化妆品学系	学士班、硕士班
中国药学暨中药资源学系	学士班、硕士班、博士班
生技制药产业博士学位学程	博士班
新药开发研究所	博士班
健康科技产业博士学位学程	博士班

台北医学大学

成立时间： 1960 年

所在地： 台湾台北市

历史沿革： 1960 年创立台北医学院；2000 年改名台北医学大学。

网址： http：//www.tmu.edu.tw

医学相关系所名称	人才培养层次
医学系	学士班
临床医学研究所	硕士班、硕士在职专班、博士班
呼吸治疗学系	学士班、硕士班
牙医学系	学士班、硕士班、博士班
牙体技术学系	学士班、硕士班
口腔卫生学系	学士班
药学系	学士班、硕士班、硕士在职专班、博士班
生药学研究所	硕士班
临床药物基因体学暨蛋白质体学硕士学位学程	硕士班
中草药临床药物研发博士学位学程	博士班
护理学系	学士班、硕士班、硕士在职专班、博士班
学士后护理学系	学士班
公共卫生学系	学士班、硕士班、博士班
伤害防治学研究所	硕士班、硕士在职专班、博士班
全球卫生暨发展硕士学位学程	硕士班
转译医学博士学位学程	博士班
神经再生医学博士学位学程	博士班
癌症生物学与药物研发博士学位学程	博士班
生技医疗产业研发博士学位学程	博士班
国际医学研究学位学程	硕士班、博士班
细胞治疗与再生医学国际博士学位学程	博士班

代谢与肥胖科学研究所	硕士班
医学生物科技博士学位学程	博士班
医学检验暨生物技术学系	学士班、硕士班、硕士在职专班
医学资讯研究所	硕士班、硕士在职专班、博士班

中山医学大学

成立时间： 1960 年

所在地： 台湾台中市

历史沿革： 中山医学大学的前身是成立于 1957 年的私立中山牙科专科学校；1960 年开始招生；1962 年增设医科，改名为私立中山医学专科学校；1977 年升格为中山医学院；2001 年更名为中山医学大学。

网址： http：//www.csmu.edu.tw

医学相关系所名称	人才培养层次
医学系	学士班
医学研究所	硕士班、博士班
护理学系	学士班、硕士班、硕士在职专班
物理治疗学系	学士班、硕士班
职能治疗学系	学士班、硕士班
语言治疗与听力学系	学士班、硕士班
医学检验暨生物技术学系	学士班、硕士班、硕士在职专班
医学影像暨放射科学系	学士班、硕士班
视光学系	学士班、二年制在职专班、硕士班
牙医学系	学士班、硕士班、博士班
口腔科学研究所	硕士班、博士班
公共卫生学系	学士班、硕士班、博士班
医学资讯学系	学士班、硕士班

阳明大学（医科）[①]

成立时间： 1975 年

所在地： 台湾台北市

历史沿革： 阳明大学的前身是成立于 1975 年的阳明医学院；1994 年更名为阳明大学。

①阳明大学医科相关学院有医学院、护理学院、生物医学暨工程学院、牙医学院、药物科学院、生命科学院。

网址：　http：//www.ym.edu.tw

医学相关系所名称	人才培养层次
医学系	学士班
临床医学研究所	硕士班、硕士在职专班、博士班
生理学研究所	硕士班、博士班
解剖学及细胞生物学研究所	硕士班
急重症医学研究所	硕士班、博士班
脑科学研究所	硕士班、博士班
转译医学博士学位学程	博士班
公共卫生研究所	硕士班、博士班
公共卫生硕士学位学程	硕士班
卫生福利研究所	硕士班、博士班
环境与职业卫生研究所	硕士班、博士班
国际卫生硕士学位学程	硕士班
传统医药研究所	硕士班、博士班
药学系	学士班
药理学研究所	硕士班、博士班
生物药学研究所	硕士班、博士班
护理学系	学士班、硕士在职专班、博士班
临床护理研究所	硕士班
社区健康照护研究所	硕士班
物理治疗暨辅助科技学系	学士班、硕士班、博士班
医学生物技术暨检验学系	学士班、硕士班、博士班
生物医学影像暨放射科学系	学士班、硕士班、博士班
生物医学暨工程科技产业博士学位学程	博士班
跨领域神经科学博士学位学程	博士班
分子医学博士学位学程	博士班
神经科学研究所	硕士班、博士班
牙医学系	学士班、硕士班、博士班
口腔生物研究所	硕士班、博士班

成功大学医学院

成立时间： 1983 年

所在地： 台湾台南市

历史沿革： 成功大学创建于1931年，当时称台南高等工业学校；1971年改为现名。成功大学医学院成立于1983年。医学院创设之初，只成立学士后医学系，招收大学毕业生；1992年招收一般七年制医学生，学士后医学系则于1994年停止招生。

网址： http://web.med.ncku.edu.tw

医学相关系所名称	人才培养层次
医学系	学士班
临床医学研究所	硕士班、硕士在职专班、博士班
分子医学研究所	硕士班
生理学研究所	硕士班
细胞生物与解剖学研究所	硕士班
基础医学研究所	博士班
公共卫生研究所	硕士班、硕士在职专班、博士班
环境医学研究所	硕士班、博士班
药学系	学士班
药理学研究所	硕士班
临床药学与药物科技研究所	硕士班、博士班
物理治疗学系	学士班、硕士班
职能治疗学系	学士班、硕士班
护理学系	学士班、硕士班、博士班
健康照护科学研究所	博士班
医学检验生物技术学系	学士班、硕士班
口腔医学研究所	硕士班

长庚大学医学院

成立时间： 1987年

所在地： 台湾桃园县

历史沿革： 1987年，长庚医学院成立，同年开始招收学士后医学系新生。1989年，七年制医学系、护理学系及医事技术学系同时成立，原学士后医学系则于1991年停止招生。1997年，长庚医学院改制成为长庚大学。

网址： http://www.cgu.edu.tw

医学相关系所名称	人才培养层次
医学系	学士班
临床医学研究所	硕士班、博士班

中医学系	学士班、硕士班
显微手术国际硕士学位学程	硕士班
物理治疗学系	学士班、硕士班、博士班
职能治疗学系	学士班、硕士班
护理学系	学士班、硕士班
学士后护理学系	学士班
早期疗育研究所	硕士班
呼吸治疗学系	学士班
医学生物技术暨检验学系	学士班、硕士班
医学影像暨放射科学系	学士班、硕士班、博士班
颅颜口腔医学研究所	硕士班
健康照护产业硕士学位学程	硕士班

辅仁大学医学院

成立时间： 1990 年

所在地： 台湾新北市

历史沿革： 辅仁大学为天主教于大陆设校，1960 年在台湾复校。1990 年，辅仁大学成立医学院暨所属之公共卫生学系及护理学系，招考第一届新生；2000 年成立医学系。

网址： http：//www.fju.edu.tw

医学相关系所名称	人才培养层次
医学系	学士班
生物基础医学暨药学研究所	硕士班
公共卫生学系	学士班、硕士班
职能治疗学系	学士班
护理学系	学士班、二年制在职专班、硕士班
呼吸治疗学系	学士班
食品营养博士学位学程①	博士班
营养科学系②	学士班、硕士班
生物医学海量资料分析硕士学位学程	硕士班
生技医药博士学位学程	博士班

---

①设在辅仁大学民生学院。

②设在辅仁大学民生学院。

慈济大学医学院

成立时间： 1994年
所在地： 台湾花莲市
历史沿革： 慈济大学的前身为1994年10月成立的慈济医学院；1998年更名为慈济医学暨人文社会学院；2000年升格为慈济大学。
网址： http：//www.cmed.tcu.edu.tw

医学相关系所名称	人才培养层次
医学系	学士班、硕士班、博士班
医学科学研究所	博士班
转译医学博士学位学程	博士班
学士后中医学系	学士班
公共卫生学系	学士班、硕士班
物理治疗学系	学士班、硕士班
护理学系	学士班、硕士班
医学检验生物技术学系	学士班、硕士班

马偕医学院

成立时间： 2009年
所在地： 台湾新北市
历史沿革： 马偕医学院于2009年成立。
网址： http：//www.mmc.edu.tw

医学相关系所名称	人才培养层次
医学系	学士班
听力暨语言治疗学系	学士班
护理学系	学士班
长期照护研究所	硕士班

义守大学医学院

成立时间： 2013年
所在地： 台湾高雄市
历史沿革： 义守大学的前身为高雄工学院，创建于1990年；1997年，升格为义守大学。2013学年度开设“学士后医学系外国学生专班”，并成立医学院。

网址：http：//www.isu.edu.tw

医学相关系所名称	人才培养层次
学士后中医学系	学士班、硕士班
健康管理学系	学士班、进修学士班
物理治疗学系	学士班
职能治疗学系	学士班
护理学系	学士班、二年制在职专班、硕士班
医学影像暨放射科学系	学士班、二年制在职专班
医学检验技术学系	学士班

附　录

临床医学本科专业分布

（标★者是“一流大学建设高校”，标☆者是“一流学科建设高校”；标○者是经国务院学位委员会批准开设八年制临床医学专业的学校，标△者为开设临床医学 5+3 一体化专业的学校）

★北京大学○
☆北京协和医学院○
★清华大学○
首都医科大学△
☆天津医科大学△
天津医科大学临床医学院
★南开大学△
河北医科大学△
河北医科大学临床学院
承德医学院
河北北方学院
华北理工大学
华北理工大学冀唐学院
河北大学
河北工程大学
山西医科大学△
山西医科大学晋祠学院
长治医学院
大同大学
内蒙古医科大学
内蒙古科技大学
内蒙古民族大学
赤峰学院
中国医科大学△
大连医科大学△
大连医科大学中山学院
锦州医科大学
锦州医科大学医疗学院
沈阳医学院
大连大学
辽宁何氏医学院
★吉林大学△
☆延边大学
长春中医药大学
北华大学
吉林医药学院
哈尔滨医科大学△
牡丹江医学院
齐齐哈尔医学院
佳木斯大学
★复旦大学○
★上海交通大学○
★同济大学△
☆海军军医大学○
上海健康医学院
★南京大学△
南京医科大学△
南京医科大学康达学院
☆南京中医药大学
★东南大学△

☆苏州大学△
南通大学
南通大学杏林学院
徐州医科大学
江苏大学
扬州大学
☆江南大学
★浙江大学○△
浙江大学城市学院
温州医科大学△
温州医科大学仁济学院
浙江中医药大学
浙江中医药大学滨江学院
☆宁波大学
杭州师范大学
杭州师范大学钱江学院
嘉兴学院
嘉兴学院南湖学院
湖州师范学院
绍兴文理学院
杭州医学院
台州学院
丽水学院
宁波大学科学技术学院
安徽医科大学△
安徽医科大学临床医学院
蚌埠医学院
皖南医学院
安徽理工大学
福建医科大学△
福建中医药大学
★厦门大学
莆田学院
厦门医学院
华侨大学
☆南昌大学
九江学院
赣南医学院
宜春学院
井冈山大学
★山东大学△
青岛大学△
山东中医药大学
潍坊医学院
滨州医学院
泰山医学院
济宁医学院
齐鲁医药学院
★郑州大学△
新乡医学院
新乡医学院三全学院
河南中医药大学
☆河南大学
河南大学民生学院
河南科技大学
黄河科技学院
★华中科技大学○
★武汉大学△
湖北医药学院
湖北医药学院药护学院
湖北民族大学
湖北民族大学科技学院
三峡大学
三峡大学科技学院
湖北科技学院
长江大学
长江大学文理学院
武汉科技大学
江汉大学
湖北理工学院
湖北文理学院
★中南大学○

湖南中医药大学
南华大学
南华大学船山学院
☆湖南师范大学
湖南师范大学树达学院
吉首大学
长沙医学院
湘南学院
湖南医药学院
邵阳学院
★中山大学○
☆广州中医药大学
南方医科大学○
☆暨南大学
广州医科大学
汕头大学△
广东医科大学
广东药科大学
深圳大学
韶关学院
嘉应学院
广西医科大学△
广西中医药大学
桂林医学院
右江民族医学院
广西科技大学
海南医学院
重庆医科大学△
陆军军医大学（第三军医大学）○
★四川大学○
☆成都中医药大学
西南医科大学
川北医学院
成都医学院
成都大学
攀枝花学院
★电子科技大学
贵州医科大学
贵州医科大学神奇民族医药学院
遵义医科大学
遵义医科大学医学与科技学院
昆明医科大学
昆明医科大学海源学院
大理大学
昆明理工大学
昆明学院
☆西藏大学
西藏民族大学
★西安交通大学△
☆空军军医大学（第四军医大学）○
陕西中医药大学
延安大学
西安医学院
★兰州大学
甘肃中医药大学
西北民族大学
河西学院
甘肃医学院
☆青海大学
宁夏医科大学
新疆医科大学△
新疆医科大学厚博学院
☆石河子大学

中医学（民族医学）本科专业分布

（标★者是“一流大学建设高校”，标☆者是“一流学科建设高校”；标○者是开设九年制中医学专业的学校，标△者是开设中医学 5+3 一体化专业的学校）

☆北京中医药大学△○
首都医科大学
☆天津中医药大学△○
河北中医学院△
承德医学院
河北北方学院
华北理工大学
河北大学
北京中医药大学东方学院
华北理工大学冀唐学院
山西中医药大学△
山西大同大学
内蒙古医科大学
内蒙古科技大学
辽宁中医药大学△
辽宁中医药大学杏林学院
☆延边大学
内蒙古民族大学
赤峰学院
长春中医药大学△
长春科技学院
黑龙江中医药大学△
☆上海中医药大学△○
☆海军军医大学
☆南京中医药大学△○
南京中医药大学翰林学院
温州医科大学
浙江中医药大学△
温州医科大学仁济学院
浙江中医药大学滨江学院
安徽中医药大学△
福建中医药大学△
★厦门大学
江西中医药大学△
井冈山大学
江西中医药大学科技学院
山东中医药大学△
滨州医学院
河南中医药大学△
南阳理工学院
湖北中医药大学△
湖北民族大学
三峡大学
湖南中医药大学△
长沙医学院
湖南中医药大学湘杏学院
☆广州中医药大学△○
南方医科大学
☆暨南大学
广东药科大学
广西中医药大学△
广西中医药大学赛恩斯新医药学院
海南医学院
重庆医科大学
☆成都中医药大学△○
西南医科大学
成都体育学院
贵州中医药大学
贵州中医药大学时珍学院

　云南中医药大学
　陕西中医药大学
　甘肃中医药大学△
☆青海大学
西藏藏医药大学
宁夏医科大学
新疆医科大学

开设临床医学类高等职业教育专业的高校及专业名单

（本名单不含已在上文出现且办了临床医学类高职专业的学校）

序号	省份	学校名称及网址	临床医学类专业设置
1	天津	天津医学高等专科学校 http：//www.tjyzh.cn	临床医学、口腔医学、针灸推拿
2	河北	张家口学院 http：//www.zjku.edu.cn	临床医学、口腔医学
3	河北	沧州医学高等专科学校 http：//www.czmc.cn	临床医学、口腔医学、中医学、针灸推拿
4	河北	承德护理职业学院 http：//www.cdwx.cn	临床医学、口腔医学
5	河北	石家庄人民医学高等专科学校 http：//www.sjzrmyz.com	临床医学、口腔医学、中医学
6	河北	石家庄医学高等专科学校 http：//www.sjzmc.cn	临床医学、口腔医学、中医学、针灸推拿、中医骨伤
7	河北	唐山职业技术学院 http：//www.tsvtc.com	临床医学、口腔医学、中医学
8	河北	邢台医学高等专科学校 http：//www.xtmc.net	临床医学、口腔医学、针灸推拿、中医学
9	河北	廊坊卫生职业学院 http：//www.lfwx.net	临床医学、口腔医学
10	山西	山西老区职业技术学院 http：//www.sxlqzy.cn	针灸推拿
11	山西	运城护理职业学院 http：//www.ychlxy.com	口腔医学、针灸推拿
12	山西	山西卫生健康职业学院 http：//www.sxzgyxy.cn	针灸推拿
13	山西	忻州职业技术学院 http：//www.xzvtc.net	临床医学
14	内蒙古	锡林郭勒职业学院 http：//www.xlglvc.cn	蒙医学
15	内蒙古	呼伦贝尔职业技术学院 http：//www.hlbrzy.com	蒙医学
16	内蒙古	内蒙古北方职业技术学院 http：//www.nmbfxy.com	中医学、针灸推拿
17	内蒙古	乌兰察布医学高等专科学校 http：//www.wlcbyz.com	临床医学、中医学、蒙医学
18	辽宁	阜新高等专科学校 http：//www.fxgz.com.cn	蒙医学
19	辽宁	辽东学院 http：//www.ldxy.cn	临床医学、口腔医学
20	吉林	白城医学高等专科学校 http：//www.bcyz.cn	临床医学、口腔医学、针灸推拿
21	吉林	长春医学高等专科学校 http：//www.cmcedu.cn	临床医学、口腔医学、针灸推拿、中医学

续表

序号	省份	学校名称及网址	临床医学类专业设置
22	吉林	辽源职业技术学院 http：//www.lyvtc.cn	临床医学
23	吉林	吉林职业技术学院 http：//www.jlhtedu.com	朝医学
24	黑龙江	大庆医学高等专科学校 http：//www.dqygz.com	临床医学、口腔医学、针灸推拿
25	黑龙江	大兴安岭职业学院 http：//www.dxalu.org.cn	临床医学、口腔医学
26	黑龙江	黑龙江护理高等专科学校 http：//www.hljhlgz.org.cn	临床医学、口腔医学
27	江苏	苏州卫生职业技术学院 http：//www.szmtc.com	临床医学、口腔医学
28	江苏	江苏医药职业学院 http：//www.jsycmc.com	临床医学
29	江苏	江苏卫生健康职业学院 http：//www.jssmu.edu.cn	临床医学、针灸推拿
30	浙江	金华职业技术学院 http：//www.jhc.cn	临床医学
31	浙江	宁波卫生职业技术学院 http：//www.nbchs.net	口腔医学
32	安徽	安徽医学高等专科学校 http：//www.ahyz.cn	临床医学、口腔医学
33	安徽	安徽中医药高等专科学校 http：//www.ahzyygz.com	针灸推拿、中医骨伤、中医学
34	安徽	安庆医药高等专科学校 http：//www.aqyyz.cn	临床医学
35	安徽	安徽卫生健康职业学院 http：//www.ahwsjkxy.cn	临床医学
36	安徽	皖西卫生职业学院 http：//www.wxwsxy.cn	临床医学
37	安徽	皖北卫生职业学院 http：//www.wbwsxy.com	临床医学
38	安徽	亳州职业技术学院 http：//www.bzvtc.com	中医学、针灸推拿
39	安徽	阜阳职业技术学院 http：//www.fyvtc.edu.cn	临床医学
40	安徽	合肥职业技术学院 http：//www.htc.edu.cn	临床医学
41	福建	福建卫生职业技术学院 http：//www.fjwx.com.cn	临床医学、口腔医学、中医学、针灸推拿
42	福建	泉州医学高等专科学校 http：//www.qzygz.com	临床医学、口腔医学、中医学、针灸推拿
43	福建	漳州卫生职业学院 http：//www.zzwzy.com	临床医学、口腔医学、针灸推拿
44	福建	三明医学科技职业学院 http：//www.smvtc.com	临床医学

续表

序号	省份	学校名称及网址	临床医学类专业设置
45	江西	江西医学高等专科学校 http：//www.jxyxgz.cn	临床医学
46	江西	江西中医药高等专科学校 http：//www.jxtcms.net	针灸推拿、中医骨伤、中医学
47	江西	江西卫生职业学院 http：//jxhlxy.good-edu.cn	临床医学、口腔医学
48	山东	菏泽医学专科学校 http：//www.hzmc.edu.cn	临床医学、口腔医学
49	山东	山东力明科技职业学院 http：//edu.6789.com.cn	临床医学、口腔医学、针灸推拿、中医学
50	山东	山东现代学院 http：//www.uxd.com.cn	临床医学、针灸推拿
51	山东	山东协和学院 http：//www.sdxiehe.com	临床医学、口腔医学
52	山东	山东杏林科技职业学院 http：//www.sdxlxy.com	临床医学、针灸推拿
53	山东	山东医学高等专科学校 http：//www.sdmc.edu.cn	临床医学、口腔医学
54	山东	山东中医药高等专科学校 http：//www.stcmchina.com	中医学、中医骨伤、针灸推拿
55	山东	枣庄职业学院（枣庄技师学院） http：//www.sdzzvc.cn	口腔医学
56	山东	枣庄科技职业学院 http：//www.zzkjxy.com	中医学
57	山东	淄博职业学院 http：//www.zbvc.edu.cn	临床医学
58	山东	潍坊护理职业学院 http：//www.wfhlxy.com	口腔医学
59	河南	河南推拿职业学院 http：//www.hnzjschool.com	中医骨伤、针灸推拿
60	河南	河南医学高等专科学校 http：//www.hamc.edu.cn	临床医学
61	河南	漯河医学高等专科学校 http：//www.lhmc.edu.cn	临床医学、口腔医学、中医学
62	河南	南阳医学高等专科学校 http：//www.nymc.edu.cn	临床医学、口腔医学、针灸推拿、中医骨伤、中医学
63	河南	商丘医学高等专科学校 http：//www.sqyx.edu.cn	临床医学、口腔医学
64	河南	信阳职业技术学院 http：//www.xyvtc.edu.cn	临床医学、中医学
65	河南	郑州澍青医学高等专科学校 http：//www.shuqing.org	临床医学、中医学
66	河南	开封大学 http：//www.kfu.edu.cn	临床医学、口腔医学
67	河南	洛阳职业技术学院 http：//www.lyvtc.net	临床医学、中医学

续表

序号	省份	学校名称及网址	临床医学类专业设置
68	河南	平顶山学院 http：//www.pdsu.edu.cn	临床医学、口腔医学
69	河南	河南理工大学 http：//www.hpu.edu.cn	针灸推拿
70	河南	河南护理职业学院 http：//www.hncedu.cn	口腔医学
71	湖北	湖北职业技术学院 http：//www.hbvtc.edu.cn	临床医学、口腔医学
72	湖北	湖北中医药高等专科学校 http：//www.hbzyy.org	临床医学、口腔医学、针灸推拿、中医骨伤、中医学
73	湖北	黄冈职业技术学院 http：//www.hbhgzy.com.cn	临床医学、口腔医学
74	湖北	荆楚理工学院 http：//www.jcut.edu.cn	临床医学、口腔医学
75	湖北	仙桃职业学院 http：//www.hbxtzy.com	临床医学
76	湖北	襄阳职业技术学院 http：//www.hbxytc.com	临床医学、口腔医学
77	湖北	湖北三峡职业技术学院 http：//www.tgc.edu.cn	临床医学
78	湖南	常德职业技术学院 http：//www.cdzy.cn	临床医学
79	湖南	湖南中医药高等专科学校 http：//www.hntcmc.net	针灸推拿、中医骨伤、中医学
80	湖南	益阳医学高等专科学校 http：//www.hnyyyz.com	临床医学、口腔医学
81	湖南	永州职业技术学院 http：//www.hnyzzy.com	临床医学、口腔医学
82	湖南	岳阳职业技术学院 http：//www.yvtc.edu.cn	临床医学
83	湖南	长沙卫生职业学院 http：//www.cswszy.com	临床医学、口腔医学
84	湖南	湘潭医卫职业技术学院 http：//www.xtzy.com	临床医学、口腔医学
85	湖南	长沙民政职业技术学院 http：//www.csmzxy.com	临床医学
86	湖南	湖南环境生物职业技术学院 http：//www.hnebp.edu.cn	临床医学
87	广东	佛山科学技术学院 http：//web.fosu.edu.cn	临床医学、口腔医学
88	广东	深圳职业技术学院 http：//www.szpt.edu.cn	口腔医学
89	广东	肇庆医学高等专科学校 http：//www.zqmc.net	临床医学、口腔医学、中医学、中医骨伤、针灸推拿
90	广东	广州卫生职业技术学院 http：//www.gzws.edu.cn	口腔医学、针灸推拿

续表

序号	省份	学校名称及网址	临床医学类专业设置
91	广东	广东江门中医药职业学院 http：//www.gdjmcmc.com	中医学
92	广西	广西卫生职业技术学院 http：//www.gxwzy.com.cn	临床医学
93	重庆	重庆三峡医药高等专科学校 http：//www.sxyyc.net	临床医学、口腔医学、针灸推拿、中医骨伤、中医学
94	重庆	重庆医药高等专科学校 http：//www.cqyygz.com	临床医学、针灸推拿、中医学
95	四川	达州职业技术学院 http：//www.dzvtc.edu.cn	临床医学、中医学
96	四川	四川中医药高等专科学校 http：//www.scctcm.cn	临床医学、中医学、中医骨伤、针灸推拿
97	四川	雅安职业技术学院 http：//www.yazjy.com	临床医学、口腔医学、中医学、中医骨伤、针灸推拿
98	四川	四川卫生康复职业学院 http：//www.svchr.edu.cn	临床医学、针灸推拿
99	四川	乐山职业技术学院 http：//www.lszyxy.com	临床医学、中医学
100	贵州	安顺职业技术学院 http：//www.asotc.cn	临床医学
101	贵州	黔东南民族职业技术学院 http：//www.qdnpt.com	临床医学、口腔医学
102	贵州	黔南民族医学高等专科学校 http：//www.qnmc.cn	临床医学、口腔医学、中医学
103	贵州	铜仁职业技术学院 http：//www.trzy.edu.cn	临床医学
104	贵州	遵义医药高等专科学校 http：//www.zunyiyizhuan.com	临床医学、口腔医学、中医学、针灸推拿
105	贵州	毕节医学高等专科学校 http：//www.bijiemc.cn	临床医学、口腔医学、中医学、针灸推拿
106	贵州	贵阳护理职业学院 http：//www.gynvc.edu.cn	临床医学
107	云南	保山中医药高等专科学校 http：//www.bszyz.cn	临床医学、针灸推拿、中医骨伤、中医学
108	云南	楚雄医药高等专科学校 http：//www.cxmtc.net	临床医学、口腔医学
109	云南	德宏职业学院 http：//www.yndhvc.com	临床医学、口腔医学、中医学、针灸推拿
110	云南	昆明卫生职业学院 http：//www.kmhpc.net	临床医学、口腔医学、中医学、针灸推拿、中医骨伤
111	云南	曲靖医学高等专科学校 http：//www.qjyz.org	临床医学、口腔医学、针灸推拿
112	云南	西双版纳职业技术学院 http：//www.bannazy.cn	傣医学
113	云南	红河卫生职业学院 http：//www.hhwzy.cn	临床医学、口腔医学、针灸推拿

续表

序号	省份	学校名称及网址	临床医学类专业设置
114	陕西	安康职业技术学院 http：//www.akvtc.cn	临床医学
115	陕西	宝鸡职业技术学院 http：//www.bjvtc.com	临床医学、针灸推拿、中医学
116	陕西	汉中职业技术学院 http：//www.hzvtc.cn	临床医学、口腔医学
117	陕西	陕西能源职业技术学院 http：//www.sxny.cn	临床医学、针灸推拿
118	陕西	商洛职业技术学院 http：//www.slzyjsxy.com	临床医学
119	陕西	渭南职业技术学院 http：//www.wnzy.net	临床医学、针灸推拿、中医学
120	陕西	西安培华学院 http：//www.peihua.cn	临床医学
121	陕西	西安医学高等专科学校 http：//2018.xagdyz.com	临床医学、口腔医学
122	甘肃	甘肃卫生职业学院 http：//www.gswx.com.cn	临床医学、口腔医学、中医学、针灸推拿
123	甘肃	武威职业学院 http：//www.wwoc.cn	针灸推拿
124	青海	青海卫生职业技术学院 http：//www.qhwszy.edu.cn	临床医学、口腔医学、针灸推拿
125	宁夏	宁夏师范学院 http：//www.nxtu.cn	临床医学、口腔医学
126	新疆	新疆维吾尔医学专科学校 http：//www.xjumc.cn	维医学
127	新疆	阿克苏职业技术学院 http：//www.akszy.com	临床医学

资料来源：全国职业院校专业设置管理与公共信息服务平台（https：//www.zyyxzy.cn）公布的经教育部同意设置的高职（专科）临床医学类专业点。

医学门类学位授予和人才培养学科目录

1001 基础医学（可授医学、理学学位）

1002 临床医学

1003 口腔医学

1004 公共卫生与预防医学（可授医学、理学学位）

1005 中医学

1006 中西医结合

1007 药学（可授医学、理学学位）

1008 中药学（可授医学、理学学位）

1009 特种医学

1010 医学技术（可授医学、理学学位）

1011 护理学（可授医学、理学学位）

附：专业学位授予和人才培养目录（名称前加“*”的可授予硕士、博士专业学位；其他授予硕士专业学位）

1051 *临床医学

1052 *口腔医学

1053 公共卫生

1054 护理

1055 药学

1056 中药学

1057 *中医

注：摘自《学位授予和人才培养学科目录》(国务院学位委员会、教育部“学位〔2011〕11号”文件印发，2018年4月更新)。

普通高校医学门类本科专业目录

专业代码	专业名称
100100	基础医学类
100101 K	基础医学
100102 TK	生物医学（注：授予理学学士学位）
100103 T	生物医学科学（注：授予理学学士学位）
100200	临床医学类
100201 K	临床医学
100202 TK	麻醉学
100203 TK	医学影像学
100204 TK	眼视光医学
100205 TK	精神医学
100206 TK	放射医学
100207 TK	儿科学
100300	口腔医学类
100301 K	口腔医学
100400	公共卫生与预防医学类
100401 K	预防医学
100402	食品卫生与营养学（注：授予理学学士学位）
100403 TK	妇幼保健医学
100404 TK	卫生监督
100405 TK	全球健康学（注：授予理学学士学位）
100500	中医学类
100501 K	中医学
100502 K	针灸推拿学
100503 K	藏医学
100504 K	蒙医学
100505 K	维医学
100506 K	壮医学
100507 K	哈医学
100508 TK	傣医学
100509 TK	回医学
100510 TK	中医康复学
100511 TK	中医养生学
100512 TK	中医儿科学
100600	中西医结合类
100601 K	中西医临床医学

续表

专业代码	专业名称
100700	药学类
100701	药学（注：授予理学学士学位）
100702	药物制剂（注：授予理学学士学位）
100703 TK	临床药学（注：授予理学学士学位）
100704 T	药事管理（注：授予理学学士学位）
100705 T	药物分析（注：授予理学学士学位）
100706 T	药物化学（注：授予理学学士学位）
100707 T	海洋药学（注：授予理学学士学位）
100800	中药学类
100801	中药学（注：授予理学学士学位）
100802	中药资源与开发（注：授予理学学士学位）
100803 T	藏药学（注：授予理学学士学位）
100804 T	蒙药学（注：授予理学学士学位）
100805 T	中药制药（注：可授理学或工学学士学位）
100806 T	中草药栽培与鉴定（注：授予理学学士学位）
100900	法医学类
100901 K	法医学
101000	医学技术类
101001	医学检验技术（注：授予理学学士学位）
101002	医学实验技术（注：授予理学学士学位）
101003	医学影像技术（注：授予理学学士学位）
101004	眼视光学（注：授予理学学士学位）
101005	康复治疗学（注：授予理学学士学位）
101006	口腔医学技术（注：授予理学学士学位）
101007	卫生检验与检疫（注：授予理学学士学位）
101008 T	听力与言语康复学（注：授予理学学士学位）
101009 T	康复物理治疗（注：授予理学学士学位）
101010 T	康复作业治疗（注：授予理学学士学位）
101100	护理学类
101101	护理学（注：授予理学学士学位）
101102 T	助产学（注：授予理学学士学位）

注：根据《普通高等学校本科专业目录（2012年）》（教育部教高（2012）9号文件公布）及2013年以来教育部本科专业审批结果整理，包含基本专业和特设专业。基本专业一般是指学科基础比较成熟、社会需求相对稳定、布点数量相对较多、继承性较好的专业；特设专业是指为满足经济社会发展特殊需求所设置的专业，在专业代码后加“T”表示。专业代码后加“K”者为国家控制布点专业。高校设置国家控制布点专业，须经教育部学科发展与专业设置专家委员会评审。

高等职业教育（专科）医药卫生大类专业目录

专业类	专业代码	专业名称
6201 临床医学类	620101 K	临床医学
	620102 K	口腔医学
	620103 K	中医学
	620104 K	中医骨伤
	620105 K	针灸推拿
	620106 K	蒙医学
	620107 K	藏医学
	620108 K	维医学
	620109 K	傣医学
	620110 K	哈医学
	620111 K	朝医学
6202 护理类	620201	护理
	620202	助产
6203 药学类	620301	药学
	620302	中药学
	620303	蒙药学
	620304	维药学
	620305	藏药学
6204 医学技术类	620401	医学检验技术
	620402	医学生物技术
	620403	医学影像技术
	620404	医学美容技术
	620405	口腔医学技术
	620406	卫生检验与检疫技术
	620407	眼视光技术
	620408	放射治疗技术
	620409	呼吸治疗技术
6205 康复治疗类	620501	康复治疗技术
	620502	言语听觉康复技术
	620503	中医康复技术

续表

专业类	专业代码	专业名称
6206 公共卫生与卫生管理类	620601 K	预防医学
	620602	公共卫生管理
	620603	卫生监督
	620604	卫生信息管理
6207 人口与计划生育类	620701	人口与家庭发展服务
	620702	生殖健康服务与管理
6208 健康管理与促进类	620801	健康管理
	620802	医学营养
	620803	中医养生保健
	620804	心理咨询
	620805	医疗设备应用技术
	620806	精密医疗器械技术
	620807	医疗器械维护与管理
	620808	康复工程技术
	620809	康复辅助器具技术
	620810	假肢与矫形器技术
	620811	老年保健与管理
	620812	医疗器械经营与管理

资料来源：《普通高等学校高等职业教育（专科）专业目录（2015 年）》（教育部“教职成〔2015〕10 号”文件印发）及其 2016 年以来增补的专业。

2018—2019学年度招收本科临床医学专业（英语授课）来华留学生的高等学校名单及招生计划表

序号	学校	2018—2019学年度招生计划数
1	吉林大学	100
2	中国医科大学	100
3	大连医科大学	100
4	首都医科大学	100
5	天津医科大学	100
6	山东大学	100
7	复旦大学	100
8	新疆医科大学	100
9	南京医科大学	100
10	江苏大学	100
11	温州医科大学	100
	温州医科大学（境外办学）	50
12	浙江大学	100
13	武汉大学	100
14	华中科技大学	100
15	西安交通大学	100
16	南方医科大学	100
17	暨南大学	100
18	广西医科大学	100
19	四川大学	100
20	重庆医科大学	100
21	哈尔滨医科大学	60
22	北华大学	40
23	锦州医科大学	60
24	青岛大学	60
25	河北医科大学	60
26	宁夏医科大学	60
27	同济大学	60
28	石河子大学	60
29	东南大学	60
30	扬州大学	60
31	南通大学	60
32	苏州大学	60

续表

序号	学校	2018—2019 学年度招生计划数
33	宁波大学	60
34	福建医科大学	60
35	安徽医科大学	60
36	徐州医学院	60
37	三峡大学	20
38	郑州大学	60
39	广州医科大学	60
40	中山大学	60
41	汕头大学	60
42	昆明医科大学	60
43	川北医学院	40
44	西南医科大学	60
45	厦门大学	60
合计		3470

资料来源：教育部网站。

注：从 2007—2008 学年起，国家对来华留学生本科临床医学专业（英语授课）招生实行计划管理。教育部从 2007 年起每年公布招收本科临床医学专业（英语授课）来华留学生的高等学校名单及其招生计划。未列入此名单或未安排招生计划的学校不得招收本科临床医学专业（英语授课）来华留学生。

医学类中外、内地（大陆）与港澳台地区合作办学项目与机构名单

中外合作办学，是指外国教育机构与中国教育机构在中国境内合作举办的，以中国公民为主要招生对象的教育活动。我国中外合作办学始于20世纪80年代；进入21世纪，中外合作办学步伐加快。2003年9月实施的《中华人民共和国中外合作办学条例》起到了既规范办学又促进积极发展的重要作用。根据教育部中外合作办学监管工作信息平台发布的信息，目前经审批和复核的医学类中外、内地（大陆）与港澳台地区合作办学项目有40项，涉及医学教育的中外合作办学机构有6个（不含已经终止的项目和机构）。

一、研究生教育

1. 清华大学与美国约翰·霍普金斯大学合作举办公共卫生博士学位教育项目（自主招生，颁发外方证书，办学地在清华大学深圳研究生院）

2. 上海交通大学与法国斯特拉斯堡大学合作举办医学教育专业博士研究生教育项目（纳入国家普通高等教育招生计划，颁发中方证书）

3. 温州医科大学与美国新英格兰视光学院合作举办眼视光学博士研究生教育项目（纳入国家博士研究生招生计划，颁发中外双方证书）

4. 温州医科大学与瑞典隆德大学合作举办临床医学专业（转化医学）博士研究生教育项目（纳入国家博士研究生招生计划，颁发中外双方证书）

5. 四川大学与香港理工大学合作举办灾害护理学专业硕士学位教育项目（自主招生，颁发香港理工大学证书）

6. 温州医科大学与泰国东方大学合作举办护理学专业硕士学位教育项目（自主招生，颁发外方证书）

7. 大连医科大学与美国班尼迪克大学合作举办公共卫生硕士学位教育项目（自主招生，颁发外方证书）

二、本科生教育

1. 上海交通大学与加拿大渥太华大学合作举办临床医学专业教育项目（颁发中方证书）

2. 首都医科大学与澳大利亚迪肯大学合作举办护理学专业教育项目（颁发中外双方证书）

3. 温州医科大学与美国托马斯大学合作举办护理学专业教育项目（颁发中外双方证书）

4. 扬州大学与英国赫尔大学合作举办护理学专业教育项目（颁发中外双方证书）

5. 湖北中医药大学与美国温斯顿·沙伦州立大学合作举办护理学专业教育项目（颁发中外双方证书）

6. 长江大学与英国伍斯特大学合作举办护理学专业教育项目（颁发中方证书）

7. 郑州大学与美国佛罗里达大学合作举办护理学专业教育项目（颁发中方证书）

8. 南华大学与美国蒙哥马利奥本大学合作举办护理学专业教育项目（颁发中外双方证书）

9. 江西中医药大学与美国托马斯大学合作举办护理学专业教育项目（颁发中外双方证书）

10. 内蒙古民族大学与美国托马斯大学合作举办护理学专业教育项目（颁发中外双方证书）

11. 北华大学与芬兰于韦斯屈莱应用科技大学合作举办护理学专业教育项目（颁发中方证书）

12. 济宁医学院与美国孟菲斯大学合作举办护理学专业教育项目（颁发中方证书）

13. 哈尔滨医科大学与英国知山大学合作举办护理学专业教育项目（颁发中外双方证书）

14. 哈尔滨医科大学与俄罗斯符拉迪沃斯托克国立医科大学合作举办临床医学专业教育项目（颁发中方证书）

15. 湖北科技学院与英国考文垂大学合作举办护理学专业教育项目（颁发中方证书）

16. 广西中医药大学与美国督优维尔学院合作举办护理学专业教育项目（颁发中外双方证书）

17. 河南中医药大学与意大利锡耶纳大学合作举办护理学专业教育项目（颁发中方证书）

18. 齐齐哈尔医学院与俄罗斯赤塔国立医学院合作举办精神医学专业教育项目（颁发中方证书）

19. 齐齐哈尔医学院与俄罗斯赤塔国立医学院合作举办口腔医学专业教育项目（颁发中方证书）

20. 齐齐哈尔医学院与俄罗斯赤塔国立医学院合作举办临床医学专业教育项目（颁发中方证书）

21. 天津中医药大学与英国诺丁汉大学合作举办临床药学专业教育项目（颁发中外双方证书）

22. 泰山医学院与韩国全北大学合作举办临床医学专业教育项目（颁发中方证书）

23. 泰山医学院与韩国延世大学原州分校合作举办医学影像学专业教育项目（颁发中方证书）

24. 新乡医学院与意大利都灵大学合作举办医学影像技术专业教育项目（颁发中方证书）

25. 重庆医科大学与英国莱斯特大学合作举办临床医学专业教育项目（颁发中方证书）

26. 牡丹江医学院与俄罗斯太平洋国立医科大学合作举办临床医学专业教育项目（颁发中方证书）

27. 牡丹江医学院与俄罗斯太平洋国立医科大学合作举办麻醉学专业教育项目（颁发中方证书）

28. 牡丹江医学院与俄罗斯太平洋国立医科大学合作举办医学影像学专业教育项目（颁发中方证书）

29. 南昌大学与英国伦敦玛丽女王大学合作举办临床医学（生物医学）专业教育项目（颁发中外双方证书）

30. 上海中医药大学与英国伦敦城市大学合作举办药学专业教育项目（颁发中方证书）

31. 中国药科大学与英国斯特拉斯格莱德大学合作举办药学专业教育项目（颁发中外双方证书）

32. 湘南学院与英国伍斯特大学合作举办预防医学专业教育项目（颁发中外双方证书）

33. 黑龙江中医药大学与俄罗斯阿穆尔国立医学院合作举办中西医临床医学专业教育项目（颁发中方证书）

（以上本科教育项目均纳入国家普通高等教育招生计划）

三、涉及医学教育的中外合作办学机构

1. 浙江大学与英国爱丁堡大学合作举办浙江大学爱丁堡大学联合学院（该学院开办基础医学专业本科和研究生教育，纳入全国统一招生计划，颁发中外双方证书）

2. 延边大学科学技术学院（该学院开设护理学本科专业，纳入国家普通高等教育招生计划，颁发中方证书）

3. 郑州大学与美国西亚斯集团公司、美国富特海斯州立大学合作举办郑州大学西亚斯国际学院（该学院开办社区卫生与保健学士学位教育，自主招生，颁发外方证书）

4. 武汉大学与美国杜克大学合作举办昆山杜克大学（该校开办全球健康学本科和硕士学位教育，本科纳入国家普通高等学校招生计划，颁发中外双方证书；研究生教育自主招生，颁发外方证书。）

5. 中国医科大学与英国贝尔法斯特女王大学合作举办中国医科大学-贝尔法斯特女王大学联合学院（该学院开办药物制剂本科教育，纳入国家普通高等学校招生计划，颁发中外双方证书。）

6. 西安交通大学与英国利物浦大学合作举办西交利物浦大学（该校开办公共健康博士学位教育，自主招生，颁发外方证书。）

资料来源：http：//www.crs.jsj.edu.cn

《世界医学院校名录》收录的中国院校名单

《世界医学院校名录》（The *World Directory of Medical Schools*）由世界医学教育联合会（WFME）、国际医学教育和研究促进基金会（FAIMER）合作开发。该名录综合了此前 FAIMER 维护的《国际医学教育名录》（*IMED*）和 WFME 维护的阿维森纳名录的信息。以下是截至 2018 年 12 月 31 日，《世界医学院校名录》收录的中国院校名单：

	Medical School Name	City Name
1	Academy of Military Medical Sciences Faculty of Medicine	Beijing
2	Air Force Medical University	Xi'an
3	Anhui Medical University Faculty of Medicine	Hefei
4	Anhui University of Chinese Medicine	Hefei
5	Anhui University of Science and Technology College of Medicine	Huainan
6	Baotou Medical College	Baotou
7	Beihua University Faculty of Medicine	Jilin
8	Beijing University of Chinese Medicine	Beijing
9	Bengbu Medical College	Bengbu
10	Binzhou Medical College	Binzhou
11	Capital Medical University	Beijing
12	Changchun University of Traditional Chinese Medicine	Changchun
13	Changsha Medical University	Changsha
14	Changzhi Medical College	Changzhi
15	Chengde Medical University	Chengde
16	Chengdu Institute of Physical Education	Chengdu
17	Chengdu Medical College	Chengdu
18	Chengdu University of Traditional Chinese Medicine	Chengdu
19	Chifeng University Medical College	Chifeng
20	China Medical University	Shenyang
21	Chongqing Medical University	Chongqing
22	Dali University School of Medicine	Dali
23	Dalian Medical University	Dalian
24	Fujian College of Traditional Chinese Medicine	Fuzhou
25	Fujian Medical University	Fuzhou
26	Gannan Medical University	Ganzhou
27	Gansu College of Traditional Chinese Medicine	Lanzhou
28	Guangdong Medical University	Zhanjiang
29	Guangdong Pharmaceutical University	Guangzhou
30	Guangdong Provincial Cardiovascular Institute	Guangzhou
31	Guangxi Medical University	Nanning
32	Guangxi University of Chinese Medicine	Nanning

续表

	Medical School Name	City Name
33	Guangzhou Medical University	Guangzhou
34	Guangzhou University of Chinese Medicine	Guangzhou
35	Guilin Medical University	Guilin
36	Guiyang College of Traditional Chinese Medicine	Guiyang
37	Guizhou Medical University	Guiyang
38	Hainan Medical University	Haikou
39	Hangzhou Medical College	Hangzhou
40	Hangzhou School of Medicine，Hangzhou Normal University	Hangzhou
41	Harbin Medical University	Harbin
42	He University School of Clinical Medicine	Shenyang
43	Hebei Medical University	Shijiazhuang
44	Hebei North University Faculty of Medicine	Zhangjiakou
45	Hebei University Medical College	Baoding
46	Hebei University of Engineering School of Medicine	Handan
47	Heilongjiang University of Chinese Medicine	Harbin
48	Henan University of Traditional Chinese Medicine	Zhengzhou
49	Heze Medical College	Heze
50	Huanghe Science and Technology College	Zhengzhou
51	Hubei Polytechnic University School of Medicine	Huangshi
52	Hubei University for Nationalities Medical School	Enshi
53	Hubei University of Arts and Science Medical College	Xiangyang
54	Hubei University of Chinese Medicine Faculty of Medicine	Wuhan
55	Hubei University of Medicine	Shiyan
56	Hubei University of Science and Technology Faculty of Medicine	Xianning
57	Hunan Normal University College of Medicine	Changsha
58	Hunan University of Chinese Medicine	Changsha
59	Inner Mongolia Medical University	Hohhot
60	Inner Mongolia University for the Nationalities	Tong-Liao
61	Jiamusi University School of Medicine	Jiamusi
62	Jianghan University School of Medicine	Wuhan
63	Jiangnan University Wuxi Medical College	Wuxi
64	Jiangsu University School of Medicine	Zhenjiang
65	Jiangxi University of Traditional Chinese Medicine	Nanchang
66	Jiaxing University College of Medicine	Jiaxing
67	Jilin Medical University	Jilin
68	Jinan University School of Medicine	Guangzhou
69	Jinggangshan University Medical School	Ji'an
70	Jining Medical University	Jining
71	Jinzhou Medical University	Jinzhou

续表

	Medical School Name	City Name
72	Jishou University School of Medicine	Jishou
73	Jiujiang University Medical College	Jiujiang
74	Jixi Medical School for the Coal Industry	Jixi
75	Kunming Medical University	Kunming
76	Lanzhou University Faculty of Medicine	Lanzhou
77	Liaoning University of Traditional Chinese Medicine	Shenyang
78	Medical College of Dalian University	Dalian
79	Medical College of Henan University	Kaifeng
80	Medical College of Henan University of Science and Technology	Luoyang
81	Medical College of Nanchang University	Nanchang
82	Medical College of Nanjing University	Nanjing
83	Medical College of Nankai University	Tianjin
84	Medical College of Wuhan University of Science and Technology	Wuhan
85	Medical College of Yan'an University	Yan'an
86	Mudanjiang Medical University	Mudanjiang
87	Nanjing Medical University	Nanjing
88	Nanjing University of Chinese Medicine	Nanjing
89	Nantong University Medical School	Nantong
90	Ningbo University Medical School	Ningbo
91	Ningxia Medical University	Yinchuan
92	Norman Bethune College of Medicine，Jilin University	Changchun
93	North China University of Science and Technology College of Medicine	Tangshan
94	North Sichuan Medical College	Nanchong
95	Northwest University for Nationalities College of Medicine	Lanzhou
96	Panzhihua University School of Medical Science	Panzhihua
97	Peking Union Medical University	Beijing
98	Peking University Health Science Center	Beijing
99	Putian University School of Medicine	Putian
100	Qingdao University College of Medical Science	Qingdao
101	Qinghai University Medical College	Xining
102	Qiqihar Medical University	Qiqihar
103	Sanquan Medical College	Xinxiang
104	School of Medicine，General Logistics Department	Beijing
105	School of Traditional Chinese Medicine of Capital Medical University	Beijing
106	Second Military Medical University	Shanghai
107	Shaanxi University of Chinese Medicine	Xianyang
108	Shandong Medical College	Linyi
109	Shandong University Cheeloo College of Medicine	Jinan
110	Shandong University of Traditional Chinese Medicine	Jinan

续表

	Medical School Name	City Name
111	Shanghai Jiao Tong University School of Medicine	Shanghai
112	Shanghai Medical College，Fudan University	Shanghai
113	Shanghai School of Medicine	Shanghai
114	Shanghai University of Traditional Chinese Medicine	Shanghai
115	Shantou University Medical College	Shantou
116	Shanxi College of Traditional Chinese Medicine	Taiyuan
117	Shanxi Datong University School of Medicine	Datong
118	Shanxi Medical University	Taiyuan
119	Shaoxing University Medical School	Shaoxing
120	Shenyang Medical College	Shenyang
121	Shenzhen University College of Medicine	Shenzhen
122	Shihezi University School of Medicine	Shihezi
123	Soochow University Medical College	Suzhou
124	Southeast University Medical College	Nanjing
125	Southern Medical University	Guangzhou
126	Southwest Medical University	Luzhou
127	Taishan Medical University	Tai'an
128	Taizhou University Medical School	Taizhou
129	Third Military Medical University	Chongqing
130	Three Gorges University College of Medical Science	Yichang
131	Tianjin Medical University	Tianjin
132	Tianjin University of Traditional Chinese Medicine	Tianjin
133	Tibet University Medical College	Lhasa
134	Tongji Medical College of Huazhong University of Science & Technology	Wuhan
135	Tongji University School of Medicine	Shanghai
136	Tsinghua University School of Medicine	Beijing
137	University of South China Faculty of Medicine	Hengyang
138	Wannan Medical College	Wuhu
139	Weifang Medical University	Weifang
140	Wenzhou Medical University	Wenzhou
141	West China College of Medicine，Sichuan University	Chengdu
142	Wuhan University School of Medicine	Wuhan
143	Xi'an Jiaotong University College of Medicine	Xi'an
144	Xi'an Medical University	Xi'an
145	Xiamen University Medical College	Xiamen
146	Xiangnan University School of Medicine	Chenzhou
147	Xiangya School of Medicine，Central South University	Changsha
148	Xinjiang College of Traditional Chinese Medicine	Urumqi
149	Xinjiang Medical University	Urumqi

续表

	Medical School Name	City Name
150	Xinxiang Medical University	Xinxiang
151	Xuzhou Medical University	Xuzhou
152	Yanbian University Health Science Center	Yanji
153	Yangtze University Medical School	Jingzhou
154	Yangzhou University College of Medicine	Yangzhou
155	Yichun University School of Medicine	Yichun
156	Youjiang Medical College for Nationalities	Baise
157	Yunnan University of Traditional Chinese Medicine	Kunming
158	Zhang Zhongjing School of Traditional Chinese Medicine	Nanyang
159	Zhejiang Chinese Medical University	Hangzhou
160	Zhejiang University School of Medicine	Hangzhou
161	Zhengzhou University Medical School	Zhengzhou
162	Zhongshan School of Medicine，Sun Yat-Sen University	Guangzhou
163	Zunyi Medical University	Zunyi
164	Chinese University of Hong Kong Faculty of Medicine	Shatin
165	Li Ka Shing Faculty of Medicine，University of Hong Kong	Pokfulam
166	Chang Gung University College of Medicine	Gueishan
167	China Medical University College of Medicine	Taichung
165	Chung Shan Medical University	Taichung
169	Fu Jen Catholic University School of Medicine	New Taipei City
170	I-Shou University School of Medicine for International Students	Kaohsiung
171	Kaohsiung Medical University	Kaohsiung
172	Mackay Medical College	New Taipei
173	National Cheng Kung University College of Medicine	Tainan
174	National Defense Medical Center	Taipei
175	National Taiwan University College of Medicine	Taipei
176	National Yang-Ming University School of Medicine	Taipei
177	Taipei Medical University College of Medicine	Taipei
178	Tzu Chi University College of Medicine	Hualien

资料来源：http：//www.wdoms.org。

医学类国家重点学科名单

国家重点学科是国家根据发展战略与重大需求，择优确定并重点建设的培养创新人才、开展科学研究的重要基地，在高等教育学科体系中居于骨干和引领地位。到目前，我国共组织了三次重点学科的评选工作，最近一次评选是在 2006 年；2007 年，教育部公布了评选结果。在医学门类，共有一级学科国家重点学科 17 个，二级学科国家重点学科 151 个，国家重点（培育）学科 45 个。

一、一级学科国家重点学科

学科名称	学校名称
基础医学	复旦大学 第二军医大学 第四军医大学
口腔医学	北京大学 四川大学
中医学	北京中医药大学 广州中医药大学
中西医结合	复旦大学
药学	北京大学 北京协和医学院-清华大学医学部，清华大学 中国药科大学 第二军医大学
中药学	北京中医药大学 黑龙江中医药大学 上海中医药大学 南京中医药大学 成都中医药大学

二、二级学科国家重点学科

学科名称	学校名称
人体解剖与组织胚胎学	山东大学 南方医科大学
免疫学	北京大学 北京协和医学院-清华大学医学部，清华大学 第三军医大学
病理学与病理生理学	北京大学 北京协和医学院-清华大学医学部，清华大学 上海交通大学 华中科技大学 中南大学 汕头大学

续表

学科名称	学校名称
法医学	四川大学 西安交通大学
放射医学	苏州大学
内科学（肾病，心血管病，血液病）	北京大学
内科学	北京协和医学院-清华大学医学部，清华大学
内科学（呼吸系病，心血管病）	首都医科大学
内科学（呼吸系病，内分泌与代谢病）	中国医科大学
内科学（传染病，肾病，心血管病）	复旦大学
内科学	上海交通大学
内科学（血液病）	苏州大学
内科学（心血管病）	南京医科大学
内科学（传染病）	浙江大学
内科学（心血管病）	山东大学
内科学（心血管病，血液病，呼吸系病）	华中科技大学
内科学（内分泌与代谢病）	中南大学
内科学（内分泌与代谢病，肾病）	中山大学
内科学（呼吸系病）	广州医科大学
内科学（呼吸系病，消化系病）	四川大学
内科学（传染病）	重庆医科大学
内科学（消化系病）	南方医科大学
内科学（消化系病）	第二军医大学
内科学（传染病，呼吸系病，心血管病）	第三军医大学
内科学（传染病，消化系病）	第四军医大学
内科学（呼吸系病，肾病）	解放军医学院
儿科学	北京大学 首都医科大学 复旦大学 上海交通大学 浙江大学 四川大学 重庆医科大学
老年医学	解放军医学院
神经病学	首都医科大学 吉林大学 复旦大学 中南大学 中山大学 重庆医科大学
精神病与精神卫生学	北京大学 中南大学

续表

学科名称	学校名称
皮肤病与性病学	北京大学
	北京协和医学院-清华大学医学部，清华大学
	中国医科大学
	安徽医科大学
	第四军医大学
影像医学与核医学	北京协和医学院-清华大学医学部，清华大学
	复旦大学
	四川大学
	第二军医大学
临床检验诊断学	重庆医科大学
外科学（骨外，泌尿外）	北京大学
外科学（骨外，胸心外）	北京协和医学院-清华大学医学部，清华大学
外科学（神外）	首都医科大学
外科学（泌尿外，神外）	天津医科大学
外科学（普外）	中国医科大学
外科学	复旦大学
外科学（骨外，整形）	上海交通大学
外科学（普外）	南京大学
外科学（骨外）	苏州大学
外科学（普外）	浙江大学
外科学（泌尿外，普外）	华中科技大学
外科学（胸心外）	中南大学
外科学（普外）	中山大学
外科学（骨外，普外，胸心外）	四川大学
外科学（泌尿外）	西安交通大学
外科学	第二军医大学
外科学	第三军医大学
外科学（骨外，神外，胸心外）	第四军医大学
外科学（骨外，烧伤）	解放军医学院
妇产科学	北京大学
	北京协和医学院-清华大学医学部，清华大学
	复旦大学
	山东大学
	华中科技大学
	四川大学
眼科学	北京大学
	首都医科大学
	复旦大学
	中山大学
	青岛大学

续表

学科名称	学校名称
耳鼻咽喉科学	首都医科大学 复旦大学 中南大学 中山大学 解放军医学院
肿瘤学	北京大学 北京协和医学院-清华大学医学部，清华大学 天津医科大学 复旦大学 浙江大学 中山大学 四川大学
运动医学	北京大学
麻醉学	北京协和医学院-清华大学医学部，清华大学 华中科技大学
口腔基础医学	武汉大学
口腔临床医学	上海交通大学 第四军医大学
流行病与卫生统计学	北京大学 复旦大学 山东大学
劳动卫生与环境卫生学	中国医科大学 南京医科大学 华中科技大学
营养与食品卫生学	哈尔滨医科大学 四川大学
卫生毒理学	中山大学
军事预防医学	第三军医大学 第四军医大学
中医基础理论	辽宁中医药大学 山东中医药大学
中医临床基础	浙江中医药大学
中医医史文献	南京中医药大学 山东中医药大学
方剂学	黑龙江中医药大学
中医诊断学	湖南中医药大学
中医内科学	天津中医药大学 上海中医药大学
中医外科学	上海中医药大学
中医骨伤科学	上海中医药大学
中医妇科学	黑龙江中医药大学 成都中医药大学
中医儿科学	南京中医药大学

续表

学科名称	学校名称
中医五官科学	成都中医药大学
针灸推拿学	天津中医药大学
	成都中医药大学
中西医结合基础	北京中医药大学
	河北医科大学
中西医结合临床	天津医科大学
	大连医科大学
	南方医科大学
	第二军医大学
药剂学	沈阳药科大学
	复旦大学
	四川大学
药理学	哈尔滨医科大学
	南京医科大学
	中南大学
	中山大学

三、国家重点（培育）学科

学科名称	学校名称
人体解剖与组织胚胎学	第三军医大学
病原生物学	中山大学
病理学与病理生理学	南京医科大学
	浙江大学
	郑州大学
	南方医科大学
法医学	河北医科大学
内科学（消化系病）	首都医科大学
内科学（内分泌与代谢病）	天津医科大学
内科学（心血管病）	武汉大学
内科学（传染病）	华中科技大学
内科学（消化系病）	第三军医大学
神经病学	上海交通大学
精神病与精神卫生学	四川大学
皮肤病与性病学	西安交通大学
影像医学与核医学	首都医科大学
	中国医科大学
	华中科技大学
	第四军医大学

续表

学科名称	学校名称
外科学（普外）	北京协和医学院-清华大学医学部，清华大学
外科学（普外）	哈尔滨医科大学
外科学（普外）	中南大学
外科学（骨外）	南方医科大学
外科学（普外）	第四军医大学
外科学（整形）	第四军医大学
外科学（普外）	解放军医学院
妇产科学	浙江大学
眼科学	浙江大学
	第三军医大学
肿瘤学	广西医科大学
麻醉学	四川大学
口腔基础医学	上海交通大学
	第四军医大学
儿少卫生与妇幼保健学	北京大学
	华中科技大学
卫生毒理学	第三军医大学
中医医史文献	上海中医药大学
中医内科学	黑龙江中医药大学
	南京中医药大学
	山东中医药大学
针灸推拿学	上海中医药大学
中西医结合基础	华中科技大学
药物化学	山东大学
药物分析学	浙江大学
药理学	华中科技大学

资料来源：教育部网站。

注：以上名单公布后，教育部又于2011年批准青海大学的内科学（高原医学）为二级学科国家重点学科，于2012年批准遵义医学院的药理学和贵阳中医学院的中药学为国家重点（培育）学科。

2018—2022年教育部高等学校医学类专业教学指导委员会委员名单

一、基础医学类教学指导委员会

主任委员

陈国强 上海交通大学

副主任委员

王 韵	北京大学	张 学	北京协和医学院
姚 智	天津医科大学	崔慧先	河北医科大学
汤其群	复旦大学	来茂德	中国药科大学

秘书长

蒋 益 上海交通大学

委员

向 荣	南开大学	解 军	山西医科大学
陈誉华	中国医科大学	管又飞	大连医科大学
肖纯凌	沈阳医学院	李 凡	吉林大学
张凤民	哈尔滨医科大学	张晓杰	齐齐哈尔医学院
郑加麟	同济大学	韩晓冬	南京大学
蒋星红	苏州大学	王立新	东南大学
季 勇	南京医科大学	王青青	浙江大学
黄爱民	福建医科大学	李振中	山东大学
司传平	济宁医学院	臧卫东	郑州大学
李红良	武汉大学	鲁友明	华中科技大学
李 和	湖北医药学院	罗自强	中南大学
姜志胜	南华大学	王庭槐	中山大学
马宁芳	广州医科大学	黄文华	南方医科大学
谢小薰	广西医科大学	徐 晨	重庆医科大学
李昌龙	四川大学	李春鸣	遵义医科大学
孙 俊	昆明医科大学	巴桑卓玛	西藏大学

吕社民	西安交通大学	谢小冬	兰州大学
姜怡邓	宁夏医科大学	关亚群	新疆医科大学
焦炳华	海军军医大学	吴玉章	陆军军医大学

二、临床医学类专业教学指导委员会

主任委员

刘玉村	北京大学		

副主任委员

王维民	北京大学	姜保国	北京大学
闻德亮	中国医科大学	刘志红	浙江大学
吕　帆	温州医科大学	陶立坚	中南大学
陈孝平	华中科技大学	李为民	四川大学
吕　毅	西安交通大学	张抒扬	北京协和医学院

秘书长

李海潮	北京大学		

委员

吴　励	清华大学	付　丽	首都医科大学
张建宁	天津医科大学	袁雅冬	河北医科大学
徐　钧	山西医科大学	曲　巍	锦州医科大学
杜建玲	大连医科大学	张学文	吉林大学
曹德品	哈尔滨医科大学	程黎明	同济大学
胡翊群	上海交通大学	桑爱民	南通大学
季国忠	南京医科大学	史宏灿	扬州大学
曹云霞	安徽医科大学	陶仪声	蚌埠医学院
李葆明	南昌大学	王　欣	山东大学
白　波	济宁医学院	董　蒨	青岛大学
任文杰	新乡医学院	余保平	武汉大学
陈　翔	中南大学	肖海鹏	中山大学
张　宏	暨南大学	文民刚	南方医科大学
赵劲民	广西医科大学	王　毅	海南医学院
杜一华	西南医科大学	何志旭	贵州医科大学

李　松　昆明医科大学　陈红梅　西藏大学
李　汛　兰州大学　金群华　宁夏医科大学
史晨辉　石河子大学　雷　伟　空军军医大学

临床实践教学指导分委员会

主任委员

姜保国　北京大学

副主任委员

王建六　北京大学　潘　慧　北京协和医学院
贾建国　首都医科大学　华树成　吉林大学
陈世耀　复旦大学　宁　光　上海交通大学
王　伟　华中科技大学　陈　翔　中南大学
万学红　四川大学

秘书长

王建六（兼）　北京大学

委员

韩庆烽　北京大学　姜冠潮　北京大学
王　仲　清华大学　付　蓉　天津医科大学
李建民　华北理工大学　武宇明　河北医科大学
王斌全　山西医科大学　赵海平　内蒙古医科大学
徐　军　锦州医科大学　尹　剑　大连医科大学
蔡建辉　吉林医药学院　周　晋　哈尔滨医科大学
杜尔滨　牡丹江医学院　杨文卓　同济大学
蔡巧玲　上海健康医学院　顾玉明　徐州医科大学
梁廷波　浙江大学　诸葛启钏　温州医科大学
何　强　杭州医学院　王　珩　安徽医科大学
任建林　厦门大学　林章雅　福建医科大学
郑莉萍　南昌大学　孙经武　滨州医学院
赵　松　郑州大学　赵　剡　武汉大学
常　实　中南大学　黎志宏　中南大学
刘江华　南华大学　匡　铭　中山大学

李文源	南方医科大学	伍伟锋	广西医科大学
马志健	海南医学院	邓忠良	重庆医科大学
刘兴德	贵州医科大学	何　飞	昆明医科大学
李宗芳	西安交通大学	张连生	兰州大学
訾秀娟	宁夏医科大学	杨建中	新疆医科大学
毛　青	陆军军医大学		

精神医学专业教学指导分委员会

主任委员

陆　林　　北京大学

副主任委员

崔光成	齐齐哈尔医学院	李春波	上海交通大学
刘金同	山东大学	陈晋东	中南大学
李　涛	四川大学	夏　刚	国家卫生健康委员会

秘书长

刘　靖　　北京大学

委员

魏　镜	北京协和医学院	李占江	首都医科大学
毛富强	天津医科大学	安翠霞	河北医科大学
徐　勇	山西医科大学	赵世刚	内蒙古医科大学
汤艳清	中国医科大学	王玉花	齐齐哈尔医学院
季建林	复旦大学	申　远	同济大学
张志珺	东南大学	张　宁	南京医科大学
陈　炜	浙江大学	于　欣	温州医科大学
刘寰忠	安徽医科大学	许华山	蚌埠医学院
刘传新	济宁医学院	宋学勤	郑州大学
杨世昌	新乡医学院	王高华	武汉大学
刘哲宁	中南大学	莫祥德	长沙医学院
关念红	中山大学	潘集阳	暨南大学
周　亮	广州医科大学	张小远	南方医科大学
郁缪宇	广西医科大学	苏朝霞	海南医学院

况　利	重庆医科大学	许秀峰	昆明医科大学
马现仓	西安交通大学	方建群	宁夏医科大学
陈俊逾	新疆医科大学	杨清武	陆军军医大学
宿长军	空军军医大学		

儿科学专业教学指导分委员会

主任委员

桂永浩	复旦大学

副主任委员

姜玉武	北京大学	孙　锟	上海交通大学
舒　强	浙江大学	褚茂平	温州医科大学
何庆南	中南大学	李　秋	重庆医科大学

秘书长

吴静燕	复旦大学

委员

秦　炯	北京大学	宋红梅	北京协和医学院
徐樨巍	首都医科大学	刘长山	天津医科大学
张会丰	河北医科大学	阴怀清	山西医科大学
尚云晓	中国医科大学	杨光路	内蒙古医科大学
曲书强	哈尔滨医科大学	黄松明	南京医科大学
王　军	徐州医科大学	范晓晨	安徽医科大学
吴谨准	厦门大学	吴　斌	福建医科大学
陈　晓	南昌大学	孙书珍	山东大学
贾秀红	滨州医学院	牛峰海	济宁医学院
张小安	郑州大学	黄亚玲	华中科技大学
蒋小云	中山大学	宋元宗	暨南大学
陈德晖	广州医科大学	王　斌	南方医科大学
蒙　晶	海南医学院	刘瀚旻	四川大学
鲁利群	成都医学院	梁　琨	昆明医科大学
刘　俐	西安交通大学	刘世平	延安大学
倪　倩	兰州大学	赵　芳	宁夏医科大学

张惠荣	石河子大学	严　媚	新疆医科大学
王宝西	空军军医大学		

麻醉学专业教学指导分委员会

主任委员

郑葵阳	徐州医科大学

副主任委员

郭向阳	北京大学	黄宇光	北京协和医学院
俞卫锋	上海交通大学	方向明	浙江大学
夏中元	武汉大学	喻　田	遵义医科大学

秘书长

曹君利	徐州医科大学

委员

冯　艺	北京大学	于泳浩	天津医科大学
王红杰	河北大学	王秀丽	河北医科大学
于建设	内蒙古医科大学	马　虹	中国医科大学
闻庆平	大连医科大学	赵国庆	吉林大学
李恩有	哈尔滨医科大学	谢仲淙	同济大学
杨建军	东南大学	连庆泉	温州医科大学
刘学胜	安徽医科大学	侯立朝	厦门大学
林献忠	福建医科大学	雷恩骏	南昌大学
叶军明	赣南医学院	王月兰	山东大学
罗爱林	华中科技大学	郭曲练	中南大学
黎尚荣	中山大学	李雅兰	暨南大学
刘克玄	南方医科大学	刘敬臣	广西医科大学
闵　苏	重庆医科大学	左云霞	四川大学
董蜀华	成都医学院	高　鸿	贵州医科大学
邵建林	昆明医科大学	王　强	西安交通大学
孟尽海	宁夏医科大学	郑　宏	新疆医科大学
鲁开智	陆军军医大学	邓小明	海军军医大学
赵　晶	中日友好医院		

眼视光医学专业教学指导分委员会

主任委员

瞿 佳　温州医科大学

副主任委员

赵明威	北京大学	颜 华	天津医科大学
何 伟	辽宁何氏医学院	范先群	上海交通大学
刘奕志	中山大学		

秘书长

诸葛晶　温州医科大学

委员

钟 勇	北京协和医学院	张丰菊	首都医科大学
马景学	河北医科大学	孙 斌	山西医科大学
阎启昌	中国医科大学	原慧萍	哈尔滨医科大学
周行涛	复旦大学	毕燕龙	同济大学
栾 洁	东南大学	蒋 沁	南京医科大学
李甦雁	徐州医科大学	沈 晔	浙江大学
陶黎明	安徽医科大学	刘祖国	厦门大学
黄 焱	福建医科大学	朱益华	福建医科大学
廖洪斐	南昌大学	党光福	山东大学
王 强	滨州医学院	毕宏生	山东中医药大学
艾 明	武汉大学	张明昌	华中科技大学
夏晓波	中南大学	谢文军	长沙医学院
黄敏丽	广西医科大学	刘陇黔	四川大学
兰长骏	川北医学院	谷 浩	贵州医科大学
李 燕	昆明医科大学	李才锐	大理大学
裴 澄	西安交通大学	袁容娣	陆军军医大学

三、口腔医学类专业教学指导委员会

主任委员

叶 玲　四川大学

副主任委员

郭传瑸	北京大学	王松灵	首都医科大学
张志愿	上海交通大学	王　林	南京医科大学
边　专	武汉大学	周　诺	广西医科大学

秘书长

张凌琳	四川大学

委员

赵继志	北京协和医学院	刘　浩	南开大学
李长义	天津医科大学	赵　彬	山西医科大学
孙宏晨	中国医科大学	牛卫东	大连医科大学
周延民	吉林大学	牛玉梅	哈尔滨医科大学
余优成	复旦大学	王佐林	同济大学
沈国芳	上海交通大学	王慧明	浙江大学
麻健丰	温州医科大学	何家才	安徽医科大学
陈　江	福建医科大学	邱嘉旋	南昌大学
葛少华	山东大学	侯玉东	滨州医学院
邓　婧	青岛大学	何　巍	郑州大学
唐瞻贵	中南大学	程　斌	中山大学
赖仁发	暨南大学	阙国鹰	南方医科大学
宋锦璘	重庆医科大学	聂敏海	西南医科大学
刘建国	遵义医科大学	许　彪	昆明医科大学
常晓峰	西安交通大学	刘　斌	兰州大学
李志强	西北民族大学	黄永清	宁夏医科大学
徐　江	石河子大学	赵　今	新疆医科大学
谭颖徽	陆军军医大学	胡开进	空军军医大学

四、公共卫生与预防医学类专业教学指导委员会

主任委员

李立明	北京大学

副主任委员

孙长颢	哈尔滨医科大学	何　纳	复旦大学

沈洪兵	南京医科大学	邬堂春	华中科技大学
谭红专	中南大学	郝元涛	中山大学

秘书长

孟庆跃	北京大学

委员

孙志伟	首都医科大学	黄国伟	天津医科大学
冯福民	华北理工大学	马玉霞	河北医科大学
王　彤	山西医科大学	郑金平	长治医学院
王素华	内蒙古科技大学	陈　杰	中国医科大学
韩　松	沈阳医学院	刘雅文	吉林大学
邱洪斌	佳木斯大学	姜成华	同济大学
王　慧	上海交通大学	尹立红	东南大学
庄　勋	南通大学	陈　坤	浙江大学
刘晓冬	温州医科大学	杨　磊	杭州师范大学
江启成	安徽医科大学	许能锋	福建医科大学
薛付忠	山东大学	王重建	郑州大学
王素青	武汉大学	让蔚清	南华大学
丁元林	广东医科大学	杨　翌	广东药科大学
邹　飞	南方医科大学	杨晓波	广西医科大学
张志勇	桂林医学院	黄爱龙	重庆医科大学
李晓松	四川大学	贾　红	西南医科大学
洪　峰	贵州医科大学	李　燕	昆明医科大学
庄贵华	西安交通大学	张毓洪	宁夏医科大学
刘　涛	新疆医科大学	骆文静	空军军医大学
曹　佳	陆军军医大学	贺　佳	海军军医大学

五、中医学类专业教学指导委员会

主任委员

谷晓红	北京中医药大学

副主任委员

高秀梅	天津中医药大学	胡鸿毅	上海中医药大学

吴勉华	南京中医药大学	李灿东	福建中医药大学
王省良	广州中医药大学	余曙光	成都中医药大学
张欣霞	国家中医药管理局		

秘书长

翟双庆	北京中医药大学

委员

高彦彬	首都医科大学	高　颖	北京中医药大学
吴范武	华北理工大学	王占波	河北中医学院
马存根	山西大同大学	李　晶	山西中医药大学
巴根那	内蒙古民族大学	董秋梅	内蒙古医科大学
石　岩	辽宁中医药大学	宋柏林	长春中医药大学
李　冀	黑龙江中医药大学	孙忠人	黑龙江中医药大学
黄桂成	南京中医药大学	方剑乔	浙江中医药大学
储全根	安徽中医药大学	张　俐	厦门医学院
郭　健	南昌大学	左铮云	江西中医药大学
武继彪	山东中医药大学	许二平	河南中医药大学
王　平	湖北中医药大学	彭清华	湖南中医药大学
陈家旭	暨南大学	冼绍祥	广州中医药大学
贺松其	南方医科大学	唐　农	广西中医药大学
冯志成	海南医学院	杨　柱	贵阳中医学院
熊　磊	云南中医药大学	米　玛	西藏藏医药大学
刘　力	陕西中医药大学	李金田	甘肃中医药大学
李先加	青海大学	才让南加	青海民族大学
牛　阳	宁夏医科大学	安冬青	新疆医科大学
王振宇	国家中医师资格认证中心		

六、中西医结合类专业教学指导委员会

主任委员

徐安龙	北京中医药大学

副主任委员

田国庆	北京协和医学院	杨关林	辽宁中医药大学
冷向阳	长春中医药大学	陈立典	福建中医药大学
何清湖	湖南中医药大学	郭　姣	广东药科大学

秘书长

王　伟　北京中医药大学

委员

李　晶	河北医科大学	杜惠兰	河北中医学院
冀来喜	山西中医药大学	麻春杰	内蒙古医科大学
尚　东	大连医科大学	邹　伟	黑龙江中医药大学
董竞成	复旦大学	施建蓉	上海交通大学
杨永清	上海中医药大学	战丽彬	南京中医药大学
金晓滢	浙江大学	申国明	安徽中医药大学
廖圣宝	皖南医学院	文　磊	厦门大学
孙贵才	南昌大学	万红娇	江西中医药大学
王世军	山东中医药大学	孙　冰	济宁医学院
宋恩峰	武汉大学	范　恒	华中科技大学
李胜桥	中山大学	陈孝银	暨南大学
王新华	广州医科大学	陈达灿	广州中医药大学
陈永斌	广西医科大学	罗伟生	广西中医药大学
谢毅强	海南医学院	王淑美	重庆医科大学
夏　庆	四川大学	高永翔	成都中医药大学
钱海兵	贵州中医药大学	吴喜利	西安交通大学
刘勤社	陕西中医药大学	李应东	甘肃中医药大学
杨如意	青海大学	吕书勤	新疆医科大学
李　锋	空军军医大学		

七、药学类专业教学指导委员会（含临床药学、制药工程等专业）

主任委员

姚文兵　中国药科大学

副主任委员

崔一民	北京大学	吴春福	沈阳药科大学
宋恭华	华东理工大学	杨　波	浙江大学
李　俊	安徽医科大学	陈建国	华中科技大学

秘书长

樊陈琳	中国药科大学

委员

叶　敏	北京大学	刘　刚	清华大学
赵　明	首都医科大学	李月明	南开大学
赵广荣	天津大学	段宏泉	天津医科大学
张淑秋	山西医科大学	宋晓亮	长治医学院
包保全	内蒙古医科大学	汪　晴	大连理工大学
魏敏杰	中国医科大学	夏焕章	沈阳药科大学
裴　瑾	吉林大学	孙建平	哈尔滨医科大学
张雪梅	复旦大学	徐菁利	上海工程技术大学
孔令东	南京大学	印晓星	徐州医科大学
徐晓媛	中国药科大学	许　钒	安徽中医药大学
俞昌喜	福建医科大学	蒋丽萍	南昌大学
刘新泳	山东大学	章亚东	郑州大学
陈子林	武汉大学	吴基良	湖北科技学院
胡长平	中南大学	唐圣松	湖南医药学院
胡文浩	中山大学	陈燕忠	广东药科大学
刘叔文	南方医科大学	韦锦斌	广西医科大学
陈　旭	桂林医学院	张俊清	海南医学院
杨俊卿	重庆医科大学	何　勤	四川大学
沈祥春	贵州医科大学	宋流东	昆明医科大学
郭增军	西安交通大学	阎亚平	陕西师范大学
余建强	宁夏医科大学	王建华	新疆医科大学
柴逸峰	海军军医大学	葛卫红	南京鼓楼医院
冯　锋	江苏省食品药品职业技术学院		

八、中药学类专业教学指导委员会

主任委员

匡海学　黑龙江中医药大学

副主任委员

胡　刚	南京中医药大学	孔令义	中国药科大学
彭代银	安徽中医药大学	刘红宁	江西中医药大学
彭　成	成都中医药大学	黄璐琦	中国中医科学院

秘书长

李永吉　黑龙江中医药大学

委员

魏建和	北京协和医学院	龚慕辛	首都医科大学
闫永红	北京中医药大学	邱　峰	天津中医药大学
郑玉光	河北中医学院	李青山	山西中医药大学
拉喜那木吉拉	内蒙古民族大学	谢　明	辽宁中医药大学
路金才	沈阳药科大学	邱智东	长春中医药大学
王金辉	哈尔滨医科大学	徐宏喜	上海中医药大学
吴啟南	南京中医药大学	叶发青	温州医科大学
秦路平	浙江中医药大学	褚克丹	福建中医药大学
钟凌云	江西中医药大学	张永清	山东中医药大学
冯卫生	河南中医药大学	李　钦	河南大学
虞　沂	武汉大学	黄必胜	湖北中医药大学
刘吉开	中南民族大学	张荣华	暨南大学
刘中秋	广州中医药大学	王淑美	广东药科大学
余林中	南方医科大学	朱　华	广西中医药大学
李泽友	海南医学院	曹纬国	重庆医科大学
刘　文	贵州中医药大学	张庆芝	云南中医药大学
唐志书	陕西中医药大学	李成义	甘肃中医药大学
童　丽	青海大学	张立明	宁夏医科大学
兰　卫	新疆医科大学	汤海峰	空军军医大学
周景玉	国家中医药管理局		

九、法医学类专业教学指导委员会

主任委员

张　林	四川大学		

副主任委员

丛　斌	河北医科大学	官大威	中国医科大学
周　韧	浙江大学	赵　虎	中山大学
陈　腾	西安交通大学		

秘书长

梁伟波	四川大学		

委员

马春玲	河北医科大学	贠克明	山西医科大学
陈丽琴	内蒙古医科大学	郑吉龙	中国刑事警察学院
陈　鹤	哈尔滨医科大学	沈忆文	复旦大学
陶陆阳	苏州大学	蔡红星	徐州医科大学
张幼芳	浙江警察学院	李　玲	杭州医学院
吴茂旺	皖南医学院	崔　文	济宁医学院
闫红涛	郑州大学	樊爱英	新乡医学院
孟祥志	武汉大学	黄代新	华中科技大学
蔡继峰	中南大学	于晓军	汕头大学
朱波峰	南方医科大学	邓建强	海南医学院
邓世雄	重庆医科大学	杜　冰	川北医学院
王　杰	贵州医科大学	余　舰	遵义医科大学
李利华	昆明医科大学		

十、医学技术类专业教学指导委员会

主任委员

尚　红	中国医科大学		

副主任委员

金征宇	北京协和医学院	于春水	天津医科大学
黄　钢	上海健康医学院	谢鑫友	浙江大学

尹一兵　　重庆医科大学　　张　明　　西安交通大学
贾文霄　　新疆医科大学

秘书长

郭晓临　　中国医科大学

委员

王　辉　　北京大学　　梁智勇　　北京协和医学院
王清涛　　首都医科大学　　康维钧　　河北医科大学
张　忠　　沈阳医学院　　王绍武　　大连医科大学
王　辉　　吉林大学　　夏　薇　　北华大学
王志刚　　哈尔滨医科大学　　唐　强　　黑龙江中医药大学
靳令经　　同济大学　　倪培华　　上海交通大学
单春雷　　上海中医药大学　　居胜红　　东南大学
许文荣　　江苏大学　　鞠少卿　　南通大学
楼永良　　温州医科大学　　吕建新　　杭州医学院
吴俊英　　蚌埠医学院　　林东红　　福建医科大学
陶　静　　福建中医药大学　　王传新　　山东大学
王鹏程　　泰山医学院　　王　滨　　滨州医学院
岳保红　　郑州大学　　冯晓东　　河南中医药大学
李　艳　　武汉大学　　谢明星　　华中科技大学
徐克前　　中南大学　　韩安家　　中山大学
郑君惠　　华南理工大学　　刘新光　　广东医科大学
王　前　　南方医科大学　　秦　雪　　广西医科大学
何成奇　　四川大学　　杜　勇　　川北医学院
陈峥宏　　贵州医科大学　　敖丽娟　　昆明医科大学
徐广贤　　宁夏医科大学　　崔光彬　　空军军医大学
郑峻松　　陆军军医大学

十一、护理学类专业教学指导委员会

主任委员

尚少梅　　北京大学

副主任委员

吴欣娟	北京协和医学院	吴　瑛	首都医科大学
安力彬	大连大学	胡　雁	复旦大学
徐桂华	南京中医药大学	孙秋华	浙江中医药大学
王克芳	山东大学		

秘书长

孙宏玉　北京大学

委员

郝玉芳	北京中医药大学	赵　岳	天津医科大学
邢凤梅	华北理工大学	金瑞华	山西医科大学
穆　贤	内蒙古科技大学	李小寒	中国医科大学
陈　立	吉林大学	王晓春	哈尔滨医科大学
章雅青	上海交通大学	唐红梅	上海健康医学院
李惠玲	苏州大学	李国宏	东南大学
崔　焱	南京医科大学	王　薇	浙江大学
卢中秋	温州医科大学	洪静芳	安徽医科大学
胡　荣	福建医科大学	郑丽维	福建中医药大学
何朝珠	南昌大学	刘化侠	泰山医学院
陈长英	郑州大学	李瑞玲	河南大学
朱小平	武汉大学	毛　靖	华中科技大学
胡　慧	湖北中医药大学	廖　力	南华大学
唐四元	中南大学	彭俊生	中山大学
李泽楷	暨南大学	张立力	南方医科大学
陈俊强	广西医科大学	吴　彬	广西中医药大学
张彩虹	海南医学院	赵庆华	重庆医科大学
陈　红	四川大学	鞠　梅	西南医科大学
高　静	成都中医药大学	田　莹	昆明医科大学
毕怀梅	云南中医药大学	李小妹	西安交通大学
张永爱	西安医学院	刘　娟	宁夏医科大学
罗　羽	陆军军医大学	张银玲	空军军医大学

资料来源：《教育部关于成立2018—2022年教育部高等学校教学指导委员会的通知》（教高函〔2018〕11号）。

教育部和国家卫生健康委员会共建的医学院校名单

2010年，卫生部与教育部共建了北京大学医学部等10所部属高校医学院（即“两部共建”）。2015年以来，国家卫生和计划生育委员会与教育部、地方省级人民政府（部门）陆续共建首都医科大学等15所医学院校（即“省部委共建”）。共建院校名单如下：

序号	共建院校名称	类别	共建时间
1	北京协和医学院	两部共建	2010年11月
2	北京大学医学部	两部共建	2010年11月
3	吉林大学白求恩医学院	两部共建	2010年11月
4	复旦大学上海医学院	两部共建	2010年11月
5	上海交通大学医学院	两部共建	2010年11月
6	浙江大学医学部	两部共建	2010年11月
7	华中科技大学同济医学院	两部共建	2010年11月
8	中南大学湘雅医学院	两部共建	2010年11月
9	中山大学医学部	两部共建	2010年11月
10	四川大学华西医学中心	两部共建	2010年11月
11	南京医科大学	省部委共建	2015年9月
12	安徽医科大学	省部委共建	2015年9月
13	哈尔滨医科大学	省部委共建	2015年10月
14	温州医科大学	省部委共建	2015年10月
15	天津医科大学	省部委共建	2015年10月
16	暨南大学医学院	省部委共建①	2015年10月
17	重庆医科大学	省部委共建	2015年11月
18	中国医科大学	省部委共建	2015年12月
19	首都医科大学	省部委共建	2015年12月
20	南方医科大学	省部委共建	2016年2月
21	河北医科大学	省部委共建	2016年7月
22	西藏大学医学院	省部委共建	2016年7月
23	新疆医科大学	省部委共建	2016年8月
24	宁夏医科大学	省部委共建	2016年8月
25	内蒙古医科大学	省部委共建	2017年9月

①暨南大学医学院由国务院侨办、教育部、国家卫生健康委员会共建。

中国医学院校第三方评价一览①

Quacquarelli Symonds（QS）、美国新闻与世界报道（U.S.News）、泰晤士高等教育（Times Higher Education，THE）、上海软科教育信息咨询有限公司（2003年首次推出世界大学学术排名 Academic Ranking of World Universities，ARWU）是国际高等教育界关注度和认可度比较高的四个大学排名机构。以下整理中国高校尤其是医学院校在这四个排名机构发布的榜单的上榜情况，供读者参考。

一、上海软科教育信息咨询有限公司排名

根据2018年8月发布的2018年世界大学学术排名，在上榜的全球1000所高校中，有中国高校123所，其中独立设置的医学院校16所。

名次	学校	名次	学校
401～500	首都医科大学	601～700	温州医科大学
401～500	南京医科大学	701～800	安徽医科大学
401～500	北京协和医学院	701～800	重庆医科大学
501～600	南方医科大学	701～800	广州医科大学
601～700	中国医科大学	701～800	哈尔滨医科大学
601～700	第二军医大学	701～800	第四军医大学
601～700	第三军医大学	901～1000	大连医科大学
601～700	天津医科大学	901～1000	河北医科大学

另外，ARWU同年还发布世界一流学科排行榜，在临床医学学科上榜的500所高校中，有中国高校18所。

名次	学校	名次	学校
101～150	上海交通大学	401～500	重庆医科大学
151～200	复旦大学	401～500	第四医科大学
151～200	北京大学	401～500	华中科技大学
151～200	中山大学	401～500	南京大学
201～300	首都医科大学	401～500	山东大学
301～400	中南大学	401～500	第二军医大学
301～400	南京医科大学	401～500	天津医科大学
301～400	四川大学	401～500	同济大学
301～400	浙江大学	401～500	武汉大学

二、美国新闻与世界报道排名

根据2018年10月发布的Best Global Universities Rankings，全球1250所高

①排名中不包括港澳台医学院校。

校上榜，有中国高校 130 所，其中独立设置的医学院校 14 所。

名次	学校	名次	学校
717	首都医科大学	1084	南方医科大学
788	南京医科大学	1105	重庆医科大学
880	第四军医大学	1113	哈尔滨医科大学
910	天津医科大学	1196	温州医科大学
927	第三军医大学	1208	大连医科大学
973	中国医科大学	1213	安徽医科大学
1010	第二军医大学	1243	广州医科大学

另外，根据 U.S.News 的分学科排名，在临床医学学科上榜的 600 所高校中，有中国高校 29 所。

名次	学校	名次	学校
107	北京大学	411	山东大学
118	复旦大学	427	南方医科大学
118	上海交通大学	436	重庆医科大学
160	中山大学	454	西安交通大学
213	首都医科大学	500	苏州大学
263	中南大学	504	天津医科大学
271	华中科技大学	507	第二军医大学
272	四川大学	527	武汉大学
288	浙江大学	540	哈尔滨医科大学
321	第四军医大学	540	暨南大学
339	中国医科大学	556	安徽医科大学
354	南京医科大学	576	第三军医大学
365	同济大学	596	温州医科大学
377	清华大学	596	郑州大学
401	南京大学		

三、QS 排名

根据 2018 年 6 月公布的 QS World University Rankings 2019，上榜的 1000 所高校中，有中国高校 40 所，没有独立设置的医学院校。

在 QS 的分学科[①]排名中，在医学学科（Medicine）上榜的 501 所高校中，有

①在 QS 学科分类中，Medicine 与 Anatomy & Physiology、Biological Sciences、Dentistry、Nursing、Pharmacy & Pharmacology 等学科平行。

中国高校 22 所。

名次	学校	名次	学校
51～100	北京大学	351～400	华中科技大学
101～150	复旦大学	351～400	南开大学
101～150	上海交通大学	351～400	山东大学
101～150	清华大学	351～400	武汉大学
151～200	中山大学	351～400	厦门大学
151～200	浙江大学	401～450	西安交通大学
201～250	南京大学	451～500	暨南大学
251～300	四川大学	451～500	苏州大学
251～300	同济大学	451～500	东南大学
251～300	中国科技大学	451～500	中国科学院大学
351～400	中南大学	451～500	郑州大学

四、“泰晤士高等教育”排名

根据 2018 年 9 月“泰晤士高等教育”公布的 World University Rankings 2019，上榜的 1258 所高校中，有中国高校 72 所，其中独立设置医学院校 3 所（分别是南京医科大学，名列 601～800 位；首都医科大学，名列 801-1000；南方医科大学，名列 801～1000）。

在 THE 的分学科[①]排名中，在医学学科（clinical，pre-clinical & health）上榜的 721 所高校中，有中国高校 31 所，其中独立设置医学院校 3 所。

综上所述，中国医学院校在世界四大排行榜的上榜情况如下所示（“综合”是指综合排名，“医学”或“临床医学”是指学科排名）：

	QS		THE		ARWU		U.S. News	
	综合	医学	综合	医学	综合	临床医学	综合	临床医学
上榜高校总数	1000	501	1258	721	1000	500	1250	600
中国内地上榜高校数	40	22	72	31	123	18	130	29
其中：独立设置的医学院校	0	0	3	3	16	6	14	12

①THE 的分学科排名，有 arts & humanities；education；law；psychology；business & economics；clinical，pre-clinical & health；computer science；engineering & technology；life sciences；physical sciences；social sciences11 类。

世界医科强校举要

根据泰晤士 2018 世界大学分学科排名，选取在医科（clinical，pre-clinical and health）排名前 100 位的高校，分国别列举如下：

美国

哈佛大学 Harvard University
斯坦福大学 Stanford University
约翰霍普金斯大学 Johns Hopkins University
加州大学伯克利分校 University of California，Berkeley
哥伦比亚大学 Columbia University
宾夕法尼亚大学 University of Pennsylvania
杜克大学 Duke University
圣路易斯华盛顿大学 Washington University in St Louis
耶鲁大学 Yale University
加州大学洛杉矶分校 University of California，Los Angeles
华盛顿大学 University of Washington
加州大学圣地亚哥分校 University of California，San Diego
芝加哥大学 University of Chicago
密歇根大学 University of Michigan
北卡罗来纳大学教堂山分校 University of North Carolina at Chapel Hill
西北大学 Northwestern University
波士顿大学 Boston University
埃默里大学 Emory University
布朗大学 Brown University
纽约大学 New York University
匹兹堡大学 University of Pittsburgh
范德堡大学 Vanderbilt University
明尼苏达大学 University of Minnesota
南加州大学 University of Southern California
威斯康星大学麦迪逊分校 University of Wisconsin-Madison
俄亥俄州立大学 Ohio State University
达特茅斯学院 Dartmouth College
塔夫茨大学 Tufts University
加州大学戴维斯分校 University of California，Davis

得州大学奥斯汀分校 University of Texas at Austin
佛罗里达大学 University of Florida

英国

牛津大学 University of Oxford
剑桥大学 University of Cambridge
帝国理工学院 Imperial College London
伦敦大学学院 UCL
爱丁堡大学 University of Edinburgh
伦敦国王学院 King's College London
曼彻斯特大学 University of Manchester
格拉斯哥大学 University of Glasgow
布里斯托大学 University of Bristol
利物浦大学 University of Liverpool
伦敦玛丽女王大学 Queen Mary University of London
莱斯特大学 University of Leicester
邓迪大学 University of Dundee
诺丁汉大学 University of Nottingham
南安普顿大学 University of Southampton
卡迪夫大学 Cardiff University
谢菲尔德大学 University of Sheffield

澳大利亚

墨尔本大学 University of Melbourne
悉尼大学 University of Sydney
莫纳什大学 Monash University
昆士兰大学 University of Queensland
澳大利亚国立大学 Australian National University
新南威尔士大学 University of New South Wales

瑞典

卡罗林斯卡学院 Karolinska Institute
乌普萨拉大学 Uppsala University
隆德大学 Lund University

加拿大

多伦多大学 University of Toronto
麦克马斯特大学 McMaster University
麦吉尔大学 McGill University

英属哥伦比亚大学 University of British Columbia
蒙特利尔大学 University of Montreal
阿尔伯塔大学 University of Alberta
卡尔加里大学 University of Calgary

中国

北京大学 Peking University
清华大学 Tsinghua University
复旦大学 Fudan University
香港大学 University of Hong Kong
香港中文大学 Chinese University of Hong Kong
台湾大学 National Taiwan University

新加坡

新加坡国立大学 National University of Singapore

德国

海德堡大学 Heidelberg University
慕尼黑大学 LMU Munich
慕尼黑理工大学 Technical University of Munich
柏林夏里特医学院 Charité - Universitätsmedizin Berlin
图宾根大学 University of Tübingen
弗赖堡大学 University of Freiburg
基尔大学 University of Kiel

日本

东京大学 University of Tokyo
京都大学 Kyoto University
冲绳大学 Osaka University

荷兰

鹿特丹大学 Erasmus University Rotterdam
阿姆斯特丹大学 University of Amsterdam
莱顿大学 Leiden University
乌特勒支大学 Utrecht University
马斯特里赫特大学 Maastricht University
瓦格宁根大学 Wageningen University & Research
格罗宁根大学 University of Groningen

比利时

鲁汶大学（荷兰语）KU Leuven

根特大学 Ghent University

法国

巴黎第十一大学 Paris-Sud University

韩国

首尔国立大学 Seoul National University

成均馆大学 Sungkyunkwan University（SKKU）

丹麦

哥本哈根大学 University of Copenhagen

南非

开普敦大学 University of Cape Town

瑞士

巴塞尔大学 University of Basel

伯尔尼大学 University of Bern

苏黎世大学 University of Zurich

西班牙

巴塞罗那自治大学 Autonomous University of Barcelona

新西兰

奥克兰大学 University of Auckland

资料来源 https：//www.timeshighereducation.com

医学考试相关政策法规摘编

一、中华人民共和国执业医师法（节录）

（1998年6月26日第九届全国人民代表大会常委会第三次会议通过，自1999年5月1日起施行；根据2009年8月27日第十一届全国人民代表大会常委会第十次会议通过的《全国人民代表大会常务委员会关于修改部分法律的决定》修改）

第八条　国家实行医师资格考试制度。医师资格考试分为执业医师资格考试和执业助理医师资格考试。

医师资格统一考试的办法，由国务院卫生行政部门制定。医师资格考试由省级以上人民政府卫生行政部门组织实施。

第九条　具有下列条件之一的，可以参加执业医师资格考试：

（一）具有高等学校医学专业本科以上学历，在执业医师指导下，在医疗、预防、保健机构中试用期满一年的；

（二）取得执业助理医师执业证书后，具有高等学校医学专科学历，在医疗、预防、保健机构中工作满两年的；具有中等专业学校医学专业学历，在医疗、预防、保健机构中工作满五年的。

第十条　具有高等学校医学专科学历或者中等专业学校医学专业学历，在执业医师指导下，在医疗、预防、保健机构中试用期满一年的，可以参加执业助理医师资格考试。

二、医师资格考试暂行办法（节录）

（1999年7月16日卫生部令第4号发布，后于2002年、2003年、2008年三次修订）

第一章　总　　则

第一条　根据《中华人民共和国执业医师法》（以下简称《执业医师法》）第八条的规定，制定本办法。

第二条　医师资格考试是评价申请医师资格者是否具备执业所必须的专业知识与技能的考试。

第三条　医师资格考试分为执业医师资格考试和执业助理医师资格考试。考试类别分为临床、中医（包括中医、民族医、中西医结合）、口腔、公共卫生四类。考试方式分为实践技能考试和医学综合笔试。

医师资格考试方式的具体内容和方案由卫生部医师资格考试委员会制定。

第四条　医师资格考试实行国家统一考试，每年举行一次。考试时间由卫生部医师资格考试委员会确定，提前 3 个月向社会公告。

第三章 报考程序

第十一条 凡符合《执业医师法》第九条所列条件的，可以申请参加执业医师资格考试。

在 1998 年 6 月 26 日前获得医士专业技术职务任职资格，后又取得执业助理医师资格的，医士从业时间和取得执业助理医师执业证书后执业时间累计满五年的，可以申请参加执业医师资格考试。

高等学校医学专业本科以上学历是指国务院教育行政部门认可的各类高等学校医学专业本科以上的学历。

第十二条 凡符合《执业医师法》第十条所列条件的，可以申请参加执业助理医师资格考试。

高等学校医学专科学历是指省级以上教育行政部门认可的各类高等学校医学专业专科学历；中等专业学校医学专业学历是指经省级以上教育行政部门认可的各类中等专业学校医学专业中专学历。

第十三条 申请参加医师资格考试的人员，应当在公告规定期限内，到户籍所在地的考点办公室报名，并提交下列材料：

（一）二寸免冠正面半身照片两张；

（二）本人身份证明；

（三）毕业证书复印件；

（四）试用机构出具的试用期满一年并考核合格的证明；

（五）执业助理医师申报执业医师资格考试的，还应当提交《医师资格证书》复印件、《医师执业证书》复印件、执业时间和考核合格证明；

（六）报考所需的其他材料。

试用机构与户籍所在地跨省分离的，由试用机构推荐，可在试用机构所在地报名参加考试。

第十四条 经审查，符合报考条件，由考点发放《准考证》。

第十五条 考生报名后不参加考试的，取消本次考试资格。

第四章 实践技能考试

第十六条 在卫生部医师资格考试委员会的领导下，国家医学考试中心和国家中医药管理局中医师资格认证中心依据实践技能考试大纲，统一命制实践技能考试试题，向考区提供试卷、计算机化考试软件、考生评分册等考试材料。省级医师资格考试领导小组负责组织实施实践技能考试。

第十七条 已经取得执业助理医师执业证书，报考执业医师资格的，应报名参加相应类别执业医师资格考试的实践技能考试。

第十八条 经省级医师资格考试领导小组批准的，符合《医疗机构基本标准》

二级以上医院（中医、民族医、中西医结合医院除外）、妇幼保健院，急救中心标准的机构，承担对本机构聘用的申请报考临床类别人员的实践技能考试。

除前款规定的人员外，其他人员应根据考点办公室的统一安排，到省级医师资格考试领导小组指定地或设区的市级以上医疗、预防、保健机构或组织参加实践技能考试。该机构或组织应当在考生医学综合笔试考点所在地。

第十九条 承担实践技能考试的考官应具备下列条件：

（一）取得主治医师以上专业技术职务任职资格满三年；

（二）具有一年以上培训医师或指导医学专业学生实习的工作经历；

（三）经省级医师资格考试领导小组进行考试相关业务知识的培训，考试成绩合格，并由省级医师资格考试领导小组颁发实践技能考试考官聘任证书。

实践技能考试考官的聘用任期为两年。

第二十条 承担实践技能考试的机构或组织内设若干考试小组。每个考试小组由三人以上单数考官组成。其中一名为主考官。主考官应具有副主任医师以上专业技术职务任职资格，并经承担实践技能考试机构或组织的主要负责人推荐，报考点办公室审核，由考点主考批准。

第二十一条 考官有下列情形之一的，必须自行回避；应试者也有权以口头或者书面方式申请回避：

（一）是应试者的近亲属；

（二）与应试者有利害关系；

（三）与应试者有其他关系，可能影响考试公正的。

前款规定适用于组织考试的工作人员。

第二十二条 实践技能考试机构或组织应对应试者所提交的试用期一年的实践材料进行认真审核。

第二十三条 考试小组进行评议时，如果意见分歧，应当少数服从多数，并由主考官签署考试结果。但是少数人的意见应当写入笔录。评议笔录由考试小组的全体考官签名。

第二十四条 省级医师资格考试领导小组要加强对承担实践技能考试工作的机构或组织的检查、指导、监督和评价。

第二十五条 本办法第十八条第一款规定的机构，应当将考生考试结果及有关资料报考点办公室审核。考点办公室应在医学综合笔试考试日期15日前将考生实践技能考试结果通知考生，并对考试合格的，发给由主考签发的实践技能考试合格证明。

本办法第十八条第二款规定的机构或组织应于考试结束后将考生考试结果及有关资料报考点办公室审核，由考点办公室将考试结果通知考生，对考试合格的，发给由主考签发的实践技能考试合格证明。具体上报和通知考生时间由省级卫生行政部门规定。

实践技能考试合格者方能参加医学综合笔试。

第五章　医学综合笔试

第二十六条　实践技能考试合格的考生应持实践技能考试合格证明参加医学综合笔试。

第二十七条　医师资格考试试卷（包括备用卷）和标准答案，启用前应当严格保密；使用后的试卷应予销毁。

第二十八条　国家医学考试中心向考区提供医学综合笔试试卷和答题卡、各考区成绩册、考生成绩单及考试统计分析结果。考点在考区的领导监督下组织实施考试。

第二十九条　考试中心、考区、考点工作人员及命题人员，如有直系亲属参加当年医师资格考试的，应实行回避。

第三十条　医师资格考试结束后，考区应当立即将考试情况报告医师资格考试委员会。

第三十一条　医师资格考试的合格线由医师资格考试委员会确定，并向社会公告。

第三十二条　考生成绩单由考点发给考生。考生成绩在未正式公布前，应当严格保密。

第三十三条　考试成绩合格的，授予执业医师资格或执业助理医师资格，由省级卫生行政部门颁发卫生部统一印制的《医师资格证书》。

《医师资格证书》是执业医师资格或执业助理医师资格的证明文件。

三、医师资格考试报名资格规定（节录）

（国家卫生和计划生育委员会、教育部、国家中医药管理局 2014 年 3 月 18 日印发）

第五条　报考类别

（一）执业助理医师达到报考执业医师规定的，可以报考执业医师资格，报考类别应当与执业助理医师资格类别一致。

（二）报考相应类别的医师资格，应当具备与其相一致的医学学历。

具有临床医学专业本科学历，并在公共卫生岗位试用的，可以以该学历报考公共卫生类别医师资格。中医、中西医结合和民族医医学专业毕业的报考人员，按照取得学历的医学专业报考中医类别相应的医师资格。

（三）符合报考执业医师资格条件的人员可以报考同类别的执业助理医师资格。

（四）在乡级以上计划生育技术服务机构中工作，符合《执业医师法》第九条、第十条规定条件的，可以报考相应类别医师资格。

第六条　学历审核

学历的有效证明是指国家承认的毕业证书。基础医学类、法医学类、护理（学）类、医学技术类、药学类、中药学类等医学相关专业，其学历不作为报考医师资格的学历依据。

（一）研究生学历

1. 临床医学（含中医、中西医结合）、口腔医学、公共卫生专业学位研究生，在符合条件的医疗、预防、保健机构进行临床实践或公共卫生实践，至当次医学综合笔试时累计实践时间满一年的，以符合条件的本科学历和专业，于在学期间报考相应类别医师资格。

临床医学、口腔医学、中医学、中医学（中西医结合方向）、眼视光医学、预防医学长学制学生在学期间已完成一年临床或公共卫生毕业实习和一年以上临床或公共卫生实践的，以本科学历报考相应类别医师资格。

2. 临床医学（含中医、中西医结合）、口腔医学、公共卫生专业学位研究生学历，作为报考相应类别医师资格的学历依据。

在研究生毕业当年以研究生学历报考者，须在当年8月31日前提交研究生毕业证书，并提供学位证书等材料，证明是专业学位研究生学历，方可参加医学综合笔试。

3. 2014年12月31日以前入学的临床医学、口腔医学、中医学、中西医结合、民族医学、公共卫生与预防医学专业的学术学位（原“科学学位”）研究生，具有相当于大学本科一年的临床或公共卫生毕业实习和一年以上的临床或公共卫生实践的，该研究生学历和学科作为报考相应类别医师资格的依据。在研究生毕业当年报考者，须在当年8月31日前提交研究生毕业证书，方可参加医学综合笔试。

2015年1月1日以后入学的学术学位研究生，其研究生学历不作为报考各类别医师资格的学历依据。

4. 临床医学（护理学）学术学位研究生学历，或临床医学（护理领域）专业学位研究生学历，不作为报考各类别医师资格的学历依据。

（二）本科学历

1. 五年及以上学制临床医学、麻醉学、精神医学、医学影像学、放射医学、眼视光医学（“眼视光学”仅限温州医科大学2012年12月31日以前入学）、医学检验（仅限2012年12月31日以前入学）、妇幼保健医学（仅限2014年12月31日以前入学）专业本科学历，作为报考临床类别执业医师资格考试的学历依据。

2. 五年制的口腔医学专业本科学历，作为报考口腔类别执业医师资格考试的学历依据。

3. 五年制预防医学、妇幼保健医学专业本科学历，作为报考公共卫生类别执业医师资格考试的学历依据。

4. 五年及以上学制中医学、针灸推拿学、中西医临床医学、藏医学、蒙医学、维医学、傣医学、壮医学、哈萨克医学专业本科学历，作为报考中医类别相应执业医师资格考试的学历依据。

5. 2009 年 12 月 31 日以前入学、符合本款规定的医学专业本科学历加注医学专业方向的，应以学历专业报考；2010 年 1 月 1 日以后入学的，医学专业本科学历加注医学专业方向的，该学历不作为报考医师资格的学历依据，经国家教育行政部门批准的除外。

6. 专升本医学本科毕业生，2015 年 9 月 1 日以后升入本科的，其专业必须与专科专业相同或相近，其本科学历方可作为报考医师资格的学历依据。

（三）高职（专科）学历

1. 2005 年 1 月 1 日以后入学的经教育部同意设置的临床医学类专业（含临床医学、口腔医学、中医学、中医骨伤、针灸推拿、蒙医学、藏医学、维医学等）毕业生，其专科学历作为报考医师资格的学历依据。

2004 年 12 月 31 日以前入学的经省级教育、卫生行政部门（中医药管理部门）批准设置的医学类专业（参照同期本科专业名称）毕业生，其专科学历作为报考医师资格的学历依据。

2. 经省级以上教育、卫生行政部门同意举办的初中起点五年制医学专业 2013 年 12 月 31 日以前入学的毕业生，其专科学历作为报考医师资格的学历依据。取得资格后限定在乡村两级医疗机构执业满五年后，方可申请将执业地点变更至县级医疗机构。2014 年 1 月 1 日以后入学的初中起点五年制医学专业毕业生，其专科学历不能作为报考医师资格的学历依据。

3. 2008 年 12 月 31 日以前入学的中西医结合专业（含教育部、原卫生部批准试办的初中起点五年制专科层次中西医临床医学专业）毕业生，其专科学历作为报考医师资格的学历依据。

2009 年 1 月 1 日以后入学的中西医结合专业毕业生（含初中起点五年制专科层次中西医临床医学专业），其专科学历不作为报考医师资格的学历依据。

4. 2009 年 12 月 31 日前入学的，符合本款规定的医学专业专科学历加注医学专业方向的，应以学历专业报考；2010 年 1 月 1 日以后入学的，医学专业专科学历加注医学专业方向的，该学历不作为报考医师资格的学历依据，经国家教育行政部门批准的除外。

（四）中职（中专）学历

1. 2010 年 9 月 1 日以后入学经省级教育行政部门、卫生计生行政部门（中医药管理部门）同意设置并报教育部备案的农村医学专业毕业生，其中职（中专）学历作为报考临床类别执业助理医师资格的学历依据。农村医学专业毕业生考取执业助理医师资格后，限定到村卫生室执业，确有需要的可到乡镇卫生院执业。

2. 2000年9月25日至2010年12月31日入学的中等职业学校(中等专业学校)卫生保健专业毕业生，其中职（中专）学历作为报考临床类别执业助理医师资格的学历依据。卫生保健专业毕业生取得资格后，限定到村卫生室执业，确有需要的可到乡镇卫生院执业。

2011年1月1日以后入学的中等职业学校毕业生，除农村医学专业外，其他专业的中职（中专）学历不作为报考临床类别执业助理医师资格的学历依据。

3. 2001年8月31日以前入学的中等职业学校（中等专业学校）社区医学、预防医学、妇幼卫生、医学影像诊断、口腔医学专业毕业生，其中职（中专）学历作为报考相应类别执业助理医师资格的学历依据。

2001年9月1日以后入学的上述专业毕业生，其中职（中专）学历不作为报考医师资格的学历依据。

4. 2006年12月31日以前入学的中等职业学校中西医结合专业毕业生,其中职（中专）学历作为报考中医类别中西医结合医师资格的学历依据。

2007年1月1日以后入学的中西医结合专业毕业生，其中职（中专）学历不作为报考医师资格的学历依据。

5. 2006年12月31日以前入学的中等职业学校（中等专业学校）中医、民族医类专业毕业生，其中职（中专）学历作为报考中医类别相应医师资格的学历依据。

2007年1月1日以后入学经教育部、国家中医药管理局备案的中等职业学校（中等专业学校）中医、民族医类专业毕业生，其中职（中专）学历作为报考中医类别相应医师资格的学历依据。2011年1月1日以后入学的中等中医类专业毕业生，取得资格后限定到基层医疗机构执业。

6. 卫生职业高中学历不作为报考医师资格的学历依据。

7. 1999年1月1日以后入学的卫生职工中等专业学校学历不作为报考医师资格的学历依据。

（五）成人教育学历

1. 2002年10月31日以前入学的成人高等教育、自学考试、各类高等学校远程教育的医学类专业毕业生，该学历作为报考相应类别的医师资格的学历依据。

2002年11月1日以后入学的上述毕业生，如其入学前已通过医师资格考试取得执业助理医师资格，且所学专业与取得医师资格类别一致的，可以以成人教育学历报考执业医师资格。除上述情形外，2002年11月1日以后入学的成人高等教育、自学考试、各类高等学校远程教育的医学类专业毕业生，其成人高等教育学历不作为报考医师资格的学历依据。

2. 2001年8月31日以前入学的成人中专医学类专业毕业生，其成人中专学历作为报考医师资格的学历依据。

2001 年 9 月 1 日以后入学的成人中专医学类专业毕业生，其成人中专学历不作为报考医师资格的学历依据。

（六）西医学习中医人员

已获得临床执业医师或执业助理医师资格的人员，取得省级以上教育行政部门认可的中医专业学历或者脱产两年以上系统学习中医药专业知识并获得省级中医药管理部门认可，或者参加省级中医药行政部门批准举办的西医学习中医培训班，并完成规定课程学习，取得相应证书的，或者按照《传统医学师承和确有专长人员医师资格考核考试办法》有关规定跟师学习满三年并取得《传统医学师承出师证书》的，可以申请参加相同级别的中西医结合执业医师或执业助理医师资格考试。

（七）传统医学师承和确有专长人员

1. 传统医学师承和确有专长人员申请参加医师资格考试应符合《传统医学师承和确有专长人员医师资格考核考试办法》第二十七条、第二十八条有关规定。

2. 传统医学师承和确有专长人员取得执业助理医师执业证书后，取得国务院教育行政部门认可的成人高等教育中医类医学专业专科以上学历，其执业时间和取得成人高等教育学历时间符合规定的，可以报考具有规定学历的中医类别相应的执业医师资格。

（八）其他

取得国外医学学历学位的中国大陆居民，其学历学位证书须经教育部留学服务中心认证，同时符合《执业医师法》及其有关文件规定的，可以按照本规定报考。

四、普通高等学校招生体检工作指导意见①（节录）

（教育部　卫生部　中国残疾人联合会 2003 年印发，2010 年修改）

（二）患有下列疾病者，学校有关专业可不予录取

1. 轻度色觉异常（俗称色弱）不能录取的专业：以颜色波长作为严格技术标准的化学类、化工与制药类、药学类、生物科学类、公安技术类、地质学类各专业、医学类各专业；生物工程、生物医学工程、动物医学、动物科学、野生动物与自然保护区管理、心理学、应用心理学、生态学、侦察学、特种能源工程与烟火技术、考古学、海洋科学、海洋技术、轮机工程、食品科学与工程、轻化工程、林产化工、农学、园艺、植物保护、茶学、林学、园林、蚕学、农业资源与环境、水产养殖学、海洋渔业科学与技术、材料化学、环境工程、高分子材料与工程、过程装备与控制工程、学

---

①考生报考公安类院校、军校，还要另行参照公安部《公安普通高等学校招生工作暂行办法》（公政治〔2000〕137 号）、《中国人民解放军院校招收学员体格检查标准》的要求执行。此外，考生在填报志愿前，还要认真查阅拟报考院校的《招生章程》，注意高校自定的身体条件要求。

前教育、特殊教育、体育教育、运动训练、运动人体科学、民族传统体育各专业。

2. 色觉异常Ⅱ度（俗称色盲）不能录取的专业，除同轻度色觉异常外，还包括美术学、绘画、艺术设计、摄影、动画、博物馆学、应用物理学、天文学、地理科学、应用气象学、材料物理、矿物加工工程、资源勘探工程、冶金工程、无机非金属材料工程、交通运输、油气储运工程等专业。专科专业与以上专业相同或相近专业。

3. 不能准确识别红、黄、绿、蓝、紫各种颜色中任何一种颜色的导线、按键、信号灯、几何图形者不能录取的专业；除同轻度色觉异常、色觉异常Ⅱ度两类列出专业外，还包括经济学类、管理科学与工程类、工商管理类、公共管理类、农业经济管理类、图书档案学类各专业。不能准确在显示器上识别红、黄、绿、蓝、紫各颜色中任何一种颜色的数码、字母者不能录取到计算机科学与技术等专业。

4. 裸眼视力任何一眼低于 5.0 者，不能录取的专业：飞行技术、航海技术、消防工程、刑事科学技术、侦察。专科专业：海洋船舶驾驶及与以上专业相同或相近专业（如民航空中交通管制）。

5. 裸眼视力任何一眼低于 4.8 者，不能录取的专业：轮机工程、运动训练、民族传统体育。专科专业：烹饪与营养、烹饪工艺等。

6. 乙型肝炎表面抗原携带者不能录取的专业：学前教育、航海技术、飞行技术等。专科专业：面点工艺、西餐工艺、烹饪与营养、烹饪工艺、食品科学与工程等。[①]

7. 公安普通高等学校招生身体条件

男性考生身高一般不低于 1.70 米，体重不低于 50 公斤；女性考生身高一般不低于 1.60 米，体重不低于 45 公斤；身体匀称；左右眼单眼裸视力，理科类专业应在 4.9（0.8）以上，文科类专业应 4.8（0.6）以上。

无色盲、色弱；两耳无重听；无口吃；五官端正，面部无明显特征和缺陷（如唇裂、对眼、斜眼、斜颈、各种瘢麻等），嗅觉不迟钝、无鸡胸、无腋臭，无严重静脉曲张，无明显八字步、罗圈腿，无重度平跖足（平脚板），无文身、少白头、驼背，无各种残疾，直系亲属无精神病史。

无传染病，肝功能化验指标必须在正常范围内，无甲肝、乙肝、澳抗阳性。

（三）患有下列疾病不宜就读的专业

1. 主要脏器：肺、肝、肾、脾、胃肠等动过较大手术，功能恢复良好，或曾患有心肌炎、胃或十二指肠溃疡、慢性支气管炎、风湿性关节炎等病史，甲状腺功能亢进症已治愈一年的，不宜就读地矿类、水利类、交通运输类、能源动力类、公安学类、体育学类、海洋科学类、大气科学类、水产类、测绘类、海洋工程类、林业工程类、武器类、森林资源类、环境科学类、环境生态类、旅游管理类、草业科学类各专业，以及土木工程、消防工程、农业水利工程、农学、法医学、水土保持与荒漠化防治、动物科学各专业。专科专业不宜就读烹饪工艺、西餐工艺、

---

①此条已经取消，见 2010 年教育部：关于高招体检取消乙肝项目检测有关问题通知。

面点工艺、烹饪与营养、表演、舞蹈学、雕塑、考古学、地质学、建筑工程、交通土建工程、工业设备安装工程、铁道与桥梁工程、公路与城市道路工程、公路与桥梁工程、铁道工程、工业与民用建筑工程专业。

2. 先天性心脏病经手术治愈，或房室间隔缺损分流量少，动脉导管未闭反流血量少，经二级以上医院专科检查确定无须手术者不宜就读的专业同第三部分第一条。

3. 肢体残疾（不继续恶化），不宜就读的专业同第三部分第一条。

4. 屈光不正（近视眼或远视眼，下同）任何一眼矫正到 4.8 镜片度数大于 400 度的，不宜就读海洋技术、海洋科学、测控技术与仪器、核工程与核技术、生物医学工程、服装设计与工程、飞行器制造工程。专科专业：与以上相同或相近专业。

5. 任何一眼矫正到 4.8 镜片度数大于 800 度的，不宜就读地矿类、水利类、土建类、动物生产类、水产类、材料类、能源动力类、化工与制药类、武器类、农业工程类、林业工程类、植物生产类、森林资源类、环境生态类、医学类、心理学类、环境与安全类、环境科学类、电子信息科学类、材料科学类、地质学类、大气科学类及地理科学、测绘工程、交通工程、交通运输、油气储运工程、船舶与海洋工程、生物工程、草业科学、动物医学各专业。专科专业：与以上相同或相近专业。

6. 一眼失明，另一眼矫正到 4.8 镜片度数大于 400 度的，不宜就读工学、农学、医学、法学各专业及应用物理学、应用化学、生物技术、地质学、生态学、环境科学、海洋科学、海洋技术、生物科学、应用心理学等专业。

7. 两耳听力均在 3 米以内，或一耳听力在 5 米，另一耳全聋的，不宜就读法学各专业、外国语言文学各专业及外交学、新闻学、侦察学、学前教育、音乐学、录音艺术、土木工程、交通运输、动物科学、动物医学各专业、医学各专业。

8. 嗅觉迟钝、口吃、步态异常、驼背，面部瘢痕、血管瘤、黑色素痣、白癜风的，不宜就读教育学类、公安学类各专业及外交学、法学、新闻学、音乐表演、表演各专业。

9. 斜视、嗅觉迟钝、口吃不宜就读医学类专业。

此部分内容供考生在报考专业志愿时参考。学校不得以此为依据，拒绝录取达到相关要求的考生。

五、教育部关于推进临床医学、口腔医学及中医专业学位硕士研究生考试招生改革的实施意见（节录）

（教育部 2015 年 7 月 15 日发布）

（二）改革措施

1. 推进分类考试。临床医学类专业学位和医学学术学位硕士研究生业务课考试科目分别设置。临床医学类专业学位硕士研究生初试环节设“临床医学综合能力”（分中、西医两类）科目，着重考查临床医学职业素质和专业能力，由教育部考试中心统一命题，满分 300 分。口腔医学专业学位既可选用统一命题的“临床医学综合能力”，也可由招生单位自主命题。医学学术学位硕士研究生初试业务课科目由招生单位按一级学科自主命题，着重考查医学专业素养和科研创新潜质。思想政治理论、外国语考试科目及分值保持不变。

2. 改革初试内容。“临床医学综合能力”在重视专业基础知识的同时，进一步丰富命题内容，提高初试考查的职业针对性和科学性。全面加强临床医学职业素质考核，对考生的人道主义精神、职业责任意识、医患沟通能力、医学伦理法规等基本职业素质方面进行考查；进一步强化临床技能考查，着重考查考生的临床思维和表达能力、基本诊断处理能力、合理选择临床技术能力等。同时，推进专业知识、专业技能、职业素质考核的有机结合，提高考查实效性。

3. 强化复试考核。复试考核要坚持能力、素质与知识考核并重，科学设计考查内容、方法和评价标准，综合笔试、面试、实践操作等多种方式，提高选拔质量。要建立健全有效机制，在初试考核基础上，进一步加强对考生职业素质和临床实践技能的深入考查；要注重考生一贯表现，按照本科临床医学相关教育标准，对既往学业成就认真评价，同时强化对考生潜在能力素质的考查；要充分发挥导师群体在复试考核中的作用，提高导师群体科学规范选拔人才的能力。

4. 充分发挥招生单位录取主体作用。从 2016 年全国硕士研究生招生起，招生单位自主确定并对外公布报考本单位临床医学类专业学位硕士研究生进入复试的初试成绩要求，以及接受报考其他单位临床医学类专业学位硕士研究生调剂的成绩要求。教育部划定临床医学类专业学位硕士研究生初试成绩基本要求供招生单位参考，同时作为报考临床医学类专业学位硕士研究生的考生调剂到其他专业的基本成绩要求。招生单位自主划定的总分要求低于教育部划定的初试成绩基本要求的，下一年度不得扩大临床医学类专业学位招生规模。报考临床医学类专业学位硕士研究生的考生可按相关政策调剂到其他专业，报考其他专业的考生不可调剂到临床医学类专业学位。医学学术学位仍然执行国家统一的复试、调剂成绩要求。所有新招收的临床医学类专业学位硕士研究生，同时也是参加住院医师规范化培训的住院医师，其培养工作按照研究生培养方案和国家统一制定的住院医师规范化培训要求进行。

5. 加强监督管理。进一步明确各级管理部门权责，健全统一领导、集体研究、集体决策机制，规范考试招生程序，强化对行政权力和学术权力的有效约束，形成规范透明的招生工作环境。严格落实研究生招生录取信息公开要求，招生单位要准确、规范、充分、及时向社会公开招生计划、招生章程、复试录取办法、复试录取名单及咨询申诉渠道等招生工作重要内容，确保招生录取工作公平公正。

参考文献

国务院学位办. 2007. 中国学位授予单位名册（2006年版）. 北京：高等教育出版社.

季啸风. 1992. 中国高等学校变迁. 上海：华东师范大学出版社.

教育部发展规划司. 2015. 中国高等学校大全（2015年版）. 北京：北京大学出版社.

教育部高等教育司. 2009. 中国普通高等学校本科专业设置大全（2009年版）. 北京：首都师范大学出版社.

中国医学学位体系及其标准研究课题组. 2008. 世界主要国家和地区医学学位体系概况. 北京：高等教育出版社.

朱克文，高恩显，龚纯. 1996. 中国军事医学史. 北京：人民军医出版社.

中国中医药年鉴（行政卷）编委会. 2018. 中国中医药年鉴行政卷2018版. 北京：中国中医药出版社.